《本草纲目》
里的博物学

芊草与奇珍

余军 ◎ 编著

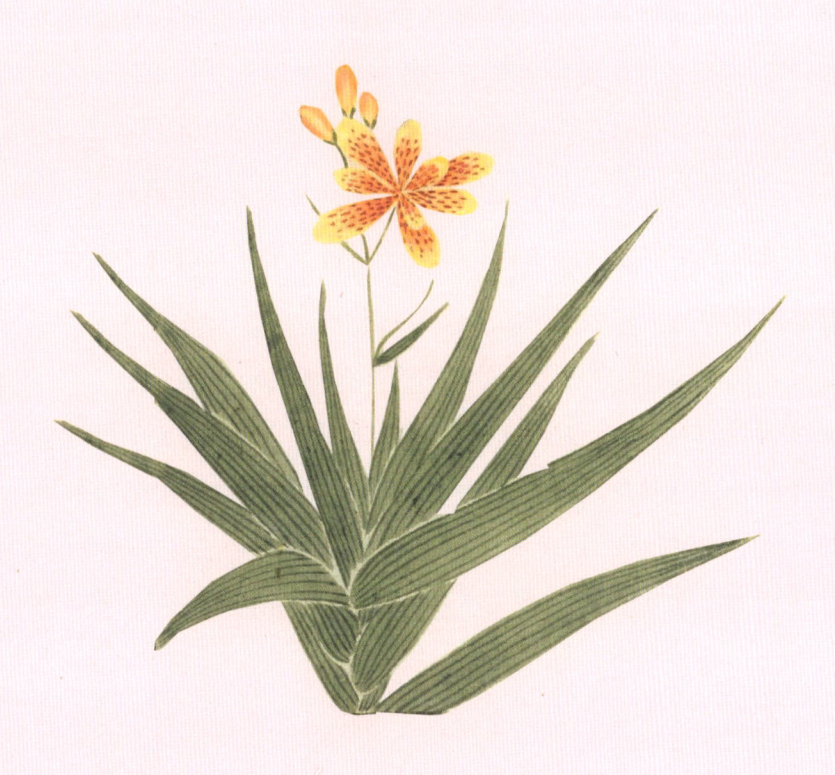

贵州科技出版社
·贵阳·

序

在浩渺的文化长河中，中医药学以其独特的哲学智慧、系统的理论体系和卓越的医疗效果，犹如一颗璀璨的明珠，闪烁着源自东方的特有光芒。它不仅承载着古代先知对自然界的深刻洞察，而且凝聚了中华民族的精神智慧。然而，如何将这数千年的智慧结晶以更贴近现代社会（特别是贴近年轻一代）的方式呈现出来，成为普及中医药学的重要挑战。面对这一挑战，我有幸读到这本创新而富有见地的《〈本草纲目〉里的博物学》。

还未看到《〈本草纲目〉里的博物学》时，就听说这套书是普及中医药学和博物学知识的图书，我便产生了强烈的阅读兴趣，很想看看怎么把内容庞杂的《本草纲目》做成适合大众阅读的图书。

接到样稿简单翻阅后，我的疑问便消失了，这并不是一套完全抄录《本草纲目》原文的图书，而是在《本草纲目》中医药学知识的基础上，重新编纂的一套兼具中医药学和博物学知识的读物。不得不说，这种将古代优秀的传统文化用现代创意进行编辑的想法是很好的，既能传承中华民族几千年来的优秀传统文化，又能让这些难懂的传统文化焕发出全新的生命力。

这套书里面的中医药学知识是经过拣选后重新编辑的，内容简单、直白，筛去了一些模棱两可的内容，保留的都是现代生活中能接触到、能理解的内容。除中医药学知识之外，这套书还加入了许多博物学知识，很好地扩展了《本草纲目》原本的内容，让读者从更全面的角度去了解那些植物与动物。

相比知识类的文字介绍，五颜六色的插图可能更吸引人。作为一种辅助阅读的内容，精美的插图能更直观地展示出各条目的具体形象，让读者清晰地了解《本草纲目》中提到的各类药材究竟长什么样。这对于那些较少接触大自然的读者来说是大有裨益的。读者在外出踏青、游玩时，对照着书中的内容，寻找一下山林之中的"本草"，也是别有一番趣味的。

整体读下来，能看出创作者在这套书中的良苦用心。把《本草纲目》这种内容丰富、条目庞杂的古代典籍做成现代读物，本就不是一件容易的事，许多细小的知识点都需要翻阅很多资料去核对、辨析。作为一套知识普及读物，知识点的准确性更是要加倍注意，创作者付出的辛苦可想而知。

《〈本草纲目〉里的博物学》以其独特且深入浅出的方式，使我们有机会重新审视和欣赏中医药学的博大精深。这套书不仅超越了传统科普读物的范畴，还将历史与未来、传统与创新相融合。我相信，这套书的出版将为中医药学的传承与创新注入源源不断的活力，激发更多的年轻人深入探索这门学问，从而推动中医药学的繁荣与发展。

很高兴能阅读这套书。欣喜之余，也期待能有更多的读者通过这套书了解《本草纲目》，了解中医药学，了解中国几千年的优秀传统文化。希望有更多的读者能够加入传承中华优秀传统文化的队伍，国家的非物质文化遗产需要更多年轻人来传承。

北京市中医管理局原副局长
北京同仁堂中医医院原院长

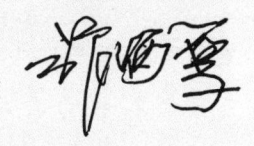

前　言

现在算起来，我已经在中医临床研究的道路上探索了30多年。一路走来，如果说哪本中医典籍让我最感兴趣，那非《本草纲目》莫属了。

对出生于中医世家的我来说，读中医典籍就像读漫画书一样有趣。在走上工作岗位后，20多年来我一直从事临床中医骨伤保健工作。虽然工作上的事情比较多，但一有时间我仍会拿起几本中医典籍翻阅，《本草纲目》算是其中最为特别的一本。

《本草纲目》就像是一本中医药学、博物学的知识百科大全集，内容之丰富，简直无法形容。学过专业中医药学知识的人阅读这本书是比较轻松的，但对于大多数没接触过中医药学知识的人来说，这部"百科全书"就有点儿难懂了，说它是有字的"天书"也不为过。

我第一次接触《本草纲目》时就觉得它的内容太过庞杂，即使后来走上工作岗位后再翻阅这本书，也还是会有同样的感受。于是我就在想，是不是可以用其他的形式把《本草纲目》的丰富内容重新呈现出来，让对中医药学感兴趣的读者也能读懂这部"百科全书"呢？

一番思考后，我以"删繁就简，古为今用"为原则，着手对《本草纲目》的内容进行筛选，并以类目分册的形式，将同类内容归入一册，最终完成了这套条理清晰、易读易懂的《〈本草纲目〉里的博物学》。

本套书共有6册，分别为《〈本草纲目〉里的博物学：芊草与奇珍》《〈本草纲目〉里的博物学：繁花与果实》《〈本草纲目〉里的博物学：蔬菜与稻谷》《〈本草纲目〉里的博物学：乔木与灌木》《〈本草纲目〉里的博物学：鱼贝与珍灵》《〈本草纲目〉里的博物学：猛兽与家禽》，基本囊括了《本草

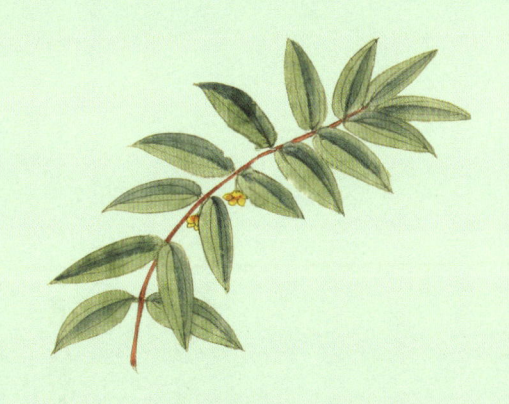

纲目》原书中的大多数内容。

为了更贴近普通大众的阅读习惯，我还在正文之外增加了一些辅助阅读的内容，如条目知识科普等。这些内容的添加，使得本书的知识范围进一步拓展，不再局限于仅介绍本草的药用价值，而是全面介绍本草的特征、形态、习性等，让读者能够更为全面地学习其中的博物学知识。在此一提，书中各条目内容均为科普讲解，现部分条目已被禁止使用。同时，书中故事皆为神话传说，读者若有类似病症请勿自行效仿用药，务必及时就医。

本套书还为每一个条目绘制了精美的插画，更为直观地展示了各条目的具体形象，读者可以从中找到"鹳与鹤的区别"，发现"柑与橘的差异"，了解各类植物与动物的具体特征。

《本草纲目》内容广博，囊括了许多与人们生活息息相关的中医药学常识，这也是其流传千年而热度不减的重要原因。到了现代，《本草纲目》已经走出那些中医药学家的书柜，走进了千家万户。

作为中医典籍中的璀璨瑰宝，《本草纲目》深刻影响了中医药学的发展，如今，随着博物学在国内的兴起，它的博物学价值也进一步凸显。希望这套《〈本草纲目〉里的博物学》能够为读者打开博物学的大门，帮助读者更好地了解神秘的自然，了解先辈留下来的优秀传统文化。

余 军

2024年11月22日

第四章 毒草：各种有毒的草药 —— 087

第五章 蔓草：长成藤蔓样子的草药 —— 097

第六章 水草：长在水里的草药 —— 109

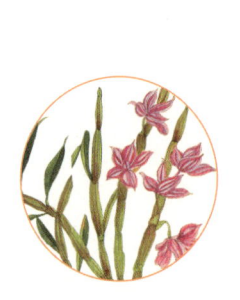

第七章 石草：生命力顽强的草药 —— 117

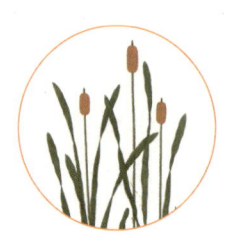

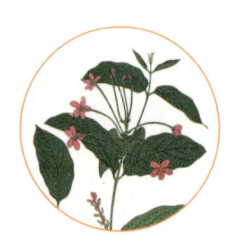

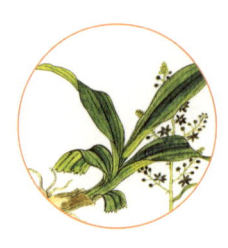

目录

第一章 山草：长在大山里的宝贵草药 —— 001

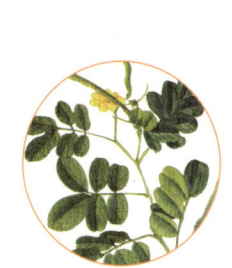

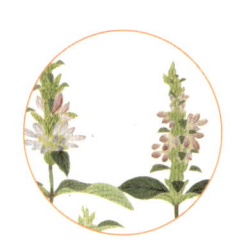

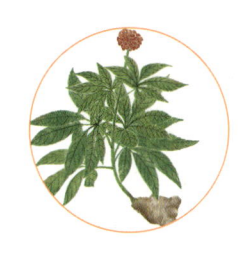

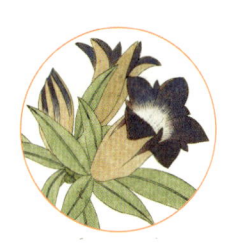

第二章 芳草：闻起来香香的草药 —— 041

第三章 异草：名字奇奇怪怪的草药 —— 063

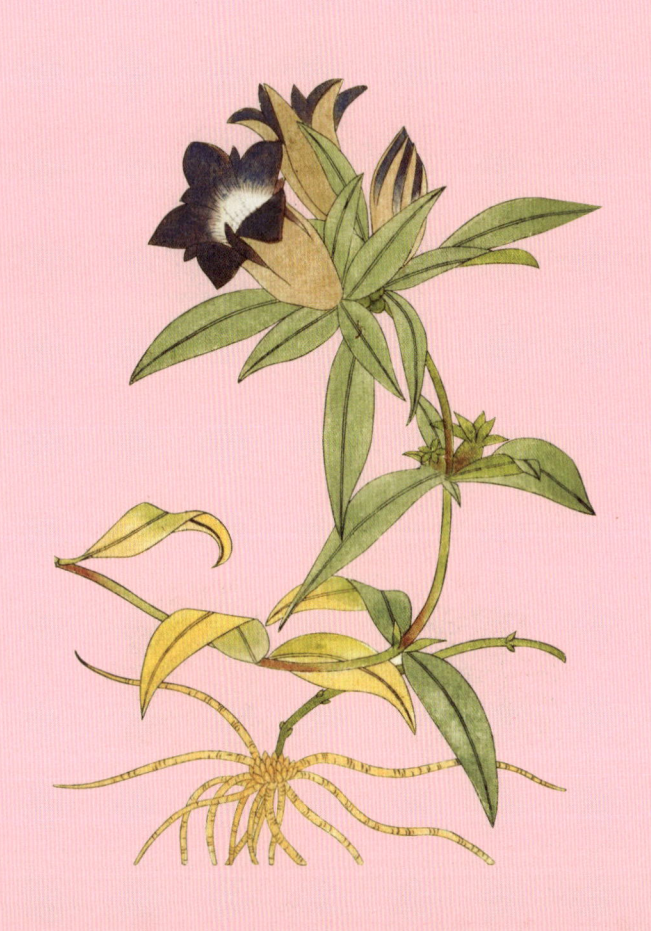

第一章

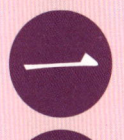

山草：长在大山里的宝贵草药

人参

最神奇的"仙草"

别名 神草、血参、人衔（xián）

分类 五加科，人参属

习性 喜阴，耐低温

功效 可治神经衰弱，增强人体免疫力

盛产人参的长白山地区流传着一个关于人参的美丽传说。

相传，长白山里住着一位美丽的人参姑娘和她的两个弟弟。

一年冬天，山里来了一批挖参人，山上的好东西都被他们挖走了。弟弟们很害怕，依偎在姐姐身边不敢出门。人参姑娘摸着弟弟们的头，边安慰他们边说，他们只要去别的山里躲一躲就会没事，自己留下看守家园，等挖参人走了，再将他们接回来。

弟弟们担忧姐姐的安危不肯走，姐姐自信地告诉他们："我可以一天跑九个山头，那些挖参人是抓不到我的！"听到姐姐这么说，弟弟们才放心地离开了。

谁知，姐弟们的对话被一个叫进宝的挖参人听到了。第二天，进宝带着一起挖参的伙伴进山搜寻，忽然看到一棵顶着红红的参籽（zǐ）的人参飞快地跑了过去。他认出这是一天能跑九个山头的人参姑娘，便

人参，又名神草、血参、人衔，为五加科人参属多年生草本植物，因其根有养血生津、改善气虚体乏之功效，被誉为"百草之王"。人参根一般高30～60厘米，肉质肥厚，呈黄白色；地上茎直立生长，呈圆柱形；复叶呈掌状。人参通常数年开一次花，花期一般为5—6月。

人参喜欢冷凉、湿润的环境，在我国北方山区（尤其是东北地区）多有分布。

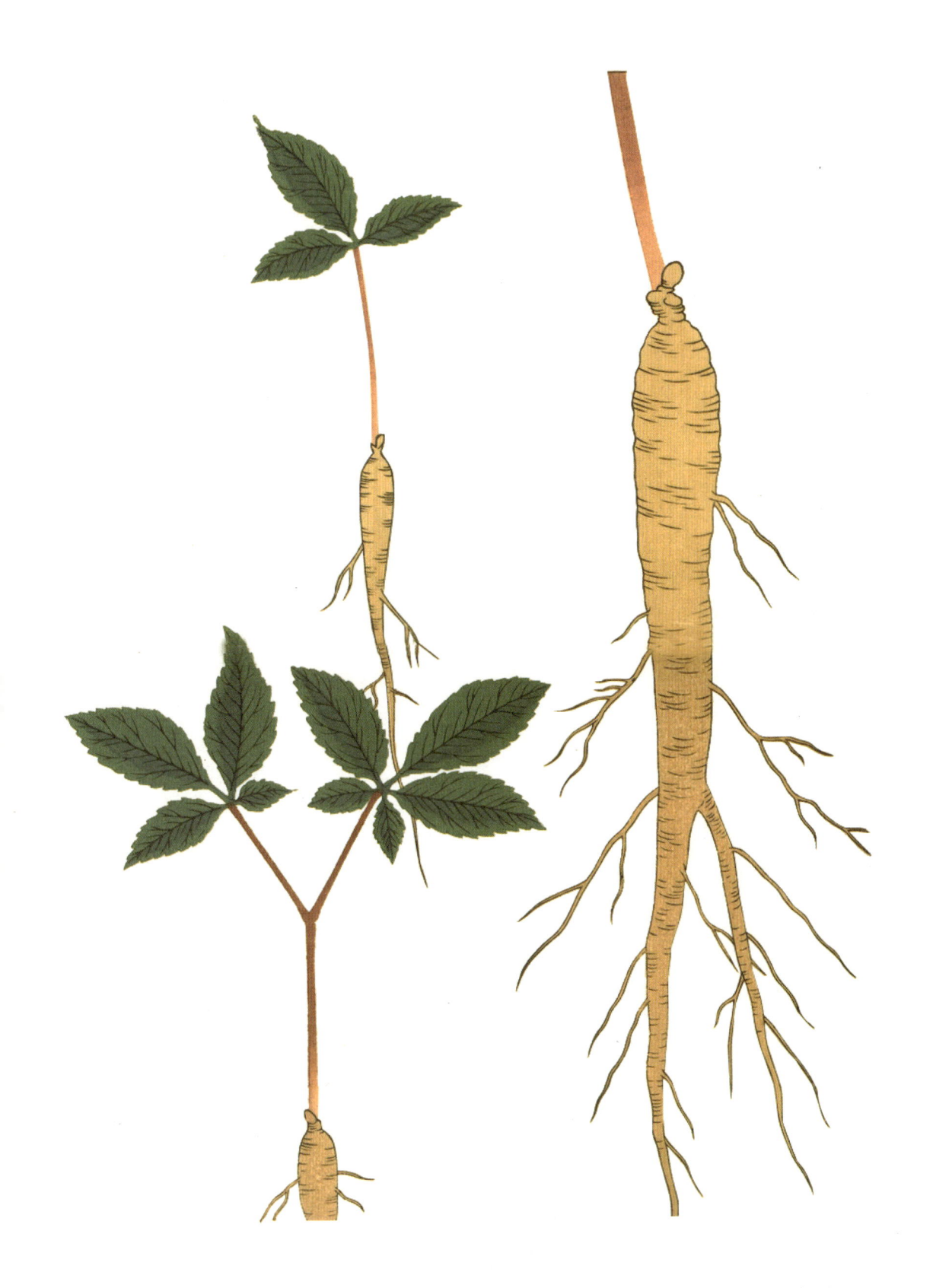

第一章　山草：长在大山里的宝贵草药 | 003

赶紧喊上众人分头去追。他们一连追了八个山头，每个山头都有人看到人参姑娘，但每一次都是追着追着就没影了。眼看日头要下山了，大伙儿都有点儿泄气，纷纷表示不追了，但进宝还是决定再追一个山头。

人参姑娘一口气跑了九个山头，已经精疲力竭。她想着天都黑了，那些挖参人早已被自己远远地甩在了后面，应该不会那么快追过来了。于是她就小心地坐在一棵被风刮倒的大树底下休息。然而，人参姑娘没想到的是，进宝很快追到了这里，抓住了她。看到人参姑娘被抓住，挖参人都十分高兴，商量着把人参姑娘拿到山下卖个好价钱。

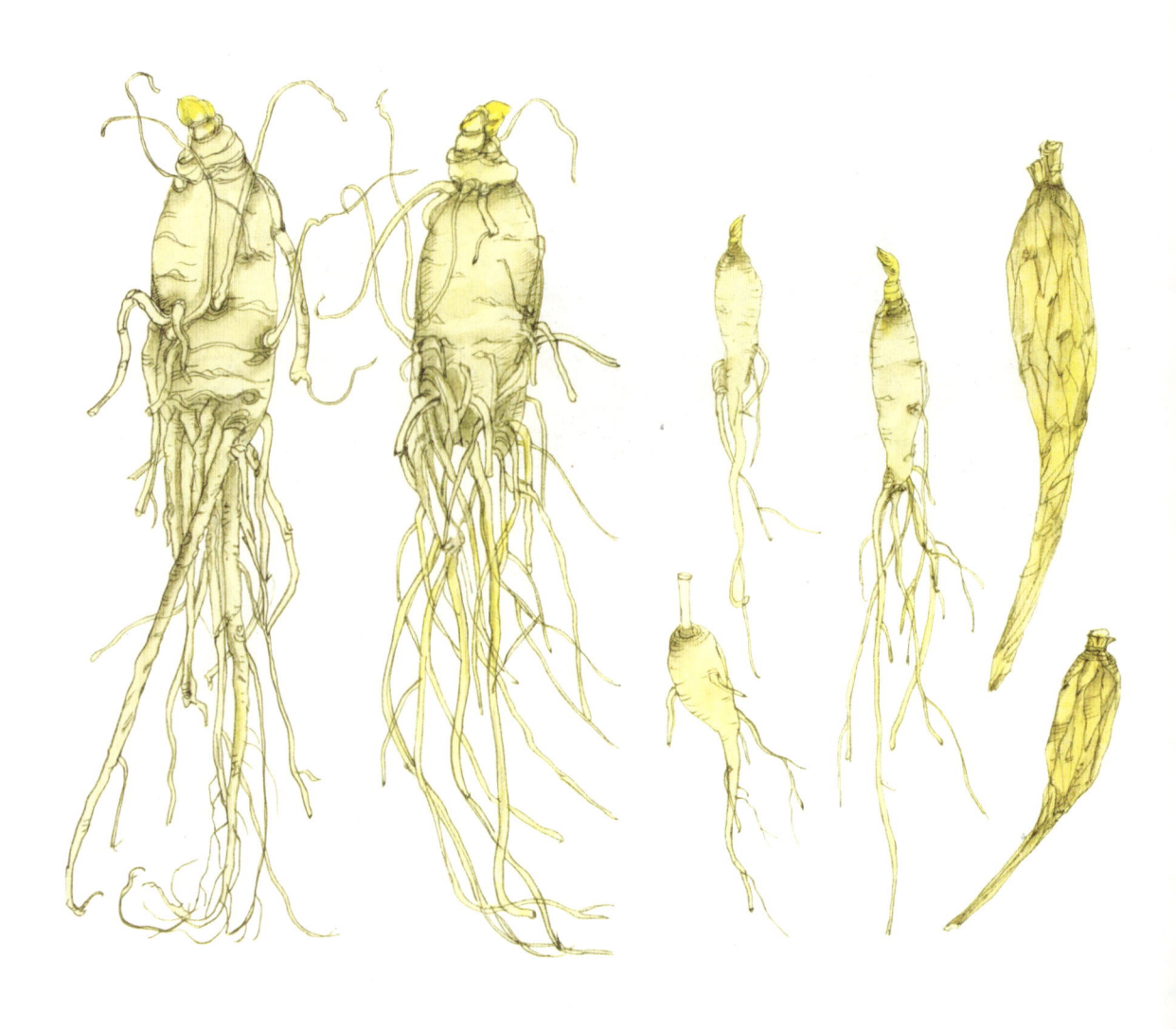

弟弟们一直不见姐姐来接他们，就自行回到了家，但家中也不见姐姐的踪影。于是他们又外出四处寻找姐姐，谁知却遇上了仍留在山中的进宝。他们看进宝是挖参人的打扮，就问他是不是将姐姐捉了去。进宝告诉他们，自己和同伴都是些穷苦人，靠着进山挖宝贝养家糊口，抓人参姑娘也是无奈，并且人参姑娘现在已经被同伴带着下了山，自己也没有办法让她回来了。

闻言，弟弟们交给进宝一根骨钎（qiān）子，求进宝下山赶在姐姐被卖出去之前，用骨钎子在她头上扎两个小眼，这样等到挖参人将姐姐卖出去之后，姐姐就能自己跑回长白山了，还不会给挖参人添麻烦。

进宝答应了弟弟们的请求，在人参姑娘头上扎了两个小眼。他的同伴带着人参姑娘找到了一个大财主。大财主出高价将人参买下，挖参人都拿着钱高兴地回家了。然而，第二天大财主一看，昨天好好存放着的人参已不翼而飞，他赶紧报了官，最终却无法找到人参，只好作罢。

原来，人参姑娘早已回家和弟弟们团聚了。

甘草

甜甜的甘草

别名 蜜甘、蜜草
分类 豆科,甘草属
习性 喜干燥,耐寒
功效 清热解毒,祛(qū)痰止咳

甘草是中药中应用最广泛的草药之一,能解1200余种草木毒,有调和众药的功能。关于甘草的发现,还有一段有趣的传说。

很久很久以前,一个偏远乡村里有一位医术佳且非常热心的老郎中,有时病人行动不便,他就会拎起药箱亲自上门问诊。

一次他去很远的地方给人看病,临行前他配了几副常用药,留着给徒弟应对来家里看病的人。可是,数日过去了,家里前前后后来了好几拨病人,老郎中留下的药早已用完,他却还没有归家的迹象。

徒弟心急:这么多病人可耽误不得,该如何是好呢?突然间,他想起院里长的一种植物,他尝过,口感甘甜,正适合生了病嘴里发苦的人吃,何不将其切成小片包好,先用来让病人好受一点?

想到这里,徒弟就将院中的植物切成片打包好分发给了病人。过了数日,老郎中回来了,恰逢几位病愈的人登门拜访。听了病人的话,老郎中很是疑惑:

> 甘草,又名蜜甘、蜜草,为豆科甘草属多年生草本植物,因其能治疗或辅助治疗多种疾病,素有"国老"之称。甘草以根入药;根状茎长25～100厘米,呈圆柱形,表面有芽痕;叶柄上的复叶呈羽状分布。
>
> 甘草喜欢日照时间长、气温低的干燥气候,多生长于干旱、半干旱的荒漠平原、沙漠边缘或黄土丘陵地带。

自己有给这些人看过病吗？怎么没有一点儿印象呢？

徒弟见状，把老郎中拉到一边，将事情原委告知了他。老郎中听后很是惊奇，但又不放心，于是给那些病人重新诊了一下脉。不瞧倒好，一瞧便瞧出新奇了。老郎中发现这些人有咽喉疼痛的，有脾胃虚弱的，竟都被这种植物治好了。

从此，老郎中便把这种植物唤作"甘草"，而甘草入药也一直流传至今。

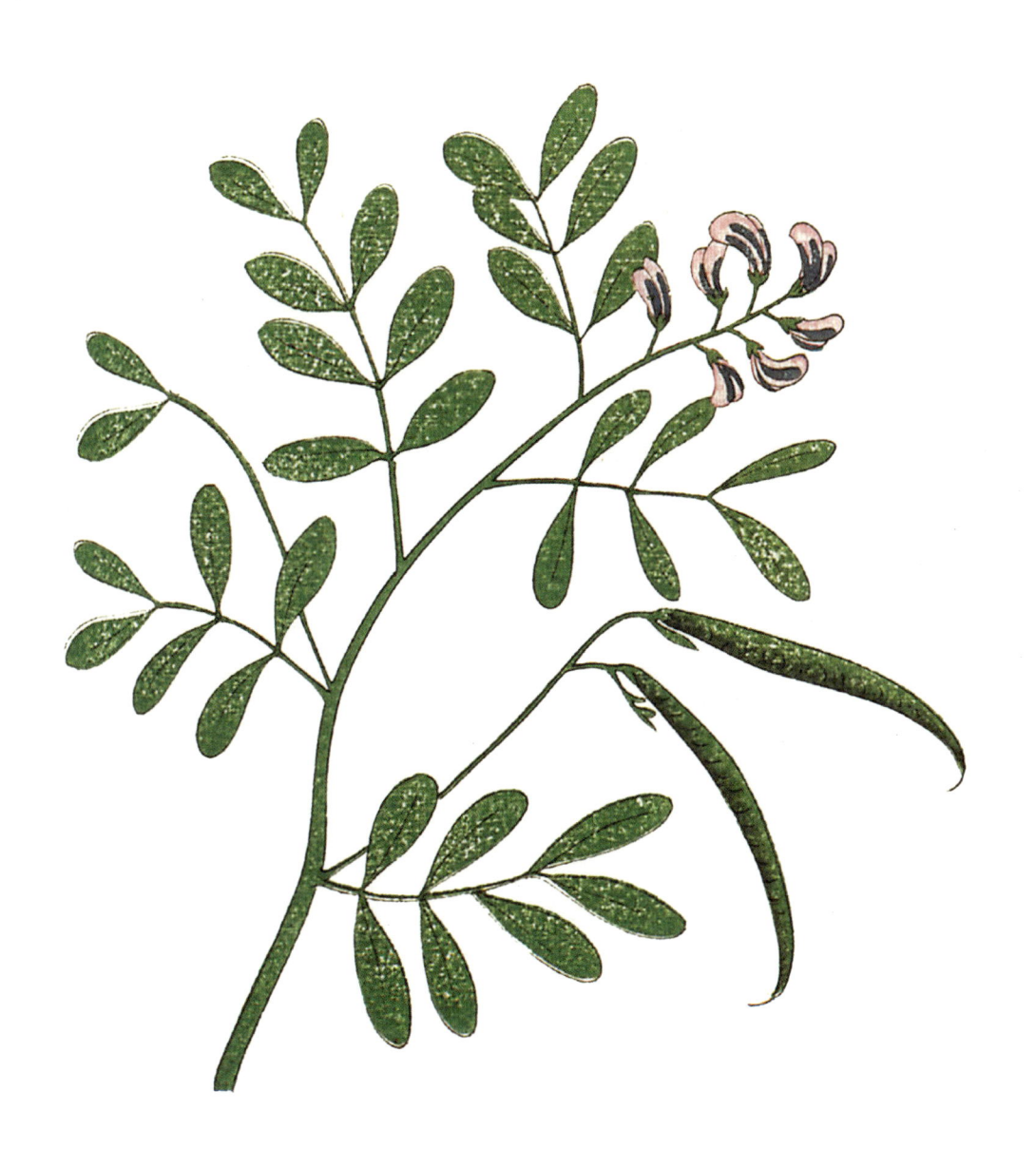

黄精

可强身健体的黄精

别名 气精、鹿竹、野仙姜

分类 天门冬科，黄精属

习性 喜凉爽、喜潮湿、耐严寒

功效 可充饥，亦可强身健体

关于"黄精"名字的由来，有着一段动人的传说。

有一个财主家的丫鬟（huan）名叫黄精，出身贫苦，但冰雪聪明。某天无意间，她发现了财主的秘密，却被财主知道了。

于是，财主派人威胁黄精的父母："你们家祖祖辈辈种我的田、吃我的粮，如今我要你们交出女儿，若敢不从命，我就将你们一家人丢到山上去喂狼。"

黄精的父母赶忙让女儿连夜逃走。黄精一路跑啊跑，跌跌撞撞地跑到了一处悬崖。她的前面是深不可测的黑黢（qū）黢的山谷，后面是牵着恶犬、提着灯笼来追赶的财主家丁。

眼看身后灯笼愈来愈近，黄精脚下一滑跌进了山谷。本以为要命丧黄泉的她被半山腰的一棵小树挂住，又摔到了树边的一小块斜坡上，当场晕了过去。醒来后，她发现自己浑身是伤，一点儿力气都没有。

休息了一会儿，她觉得有点饿了，但她够不到长

黄精，又名气精、鹿竹、野仙姜，为天门冬科黄精属多年生草本植物。根状茎横生，呈圆柱形，结节膨（péng）大，肉质肥厚，可入药。

黄精喜欢阴湿的环境，耐寒、怕干旱，多生长于海拔较高的森林、灌丛或山坡阴处。

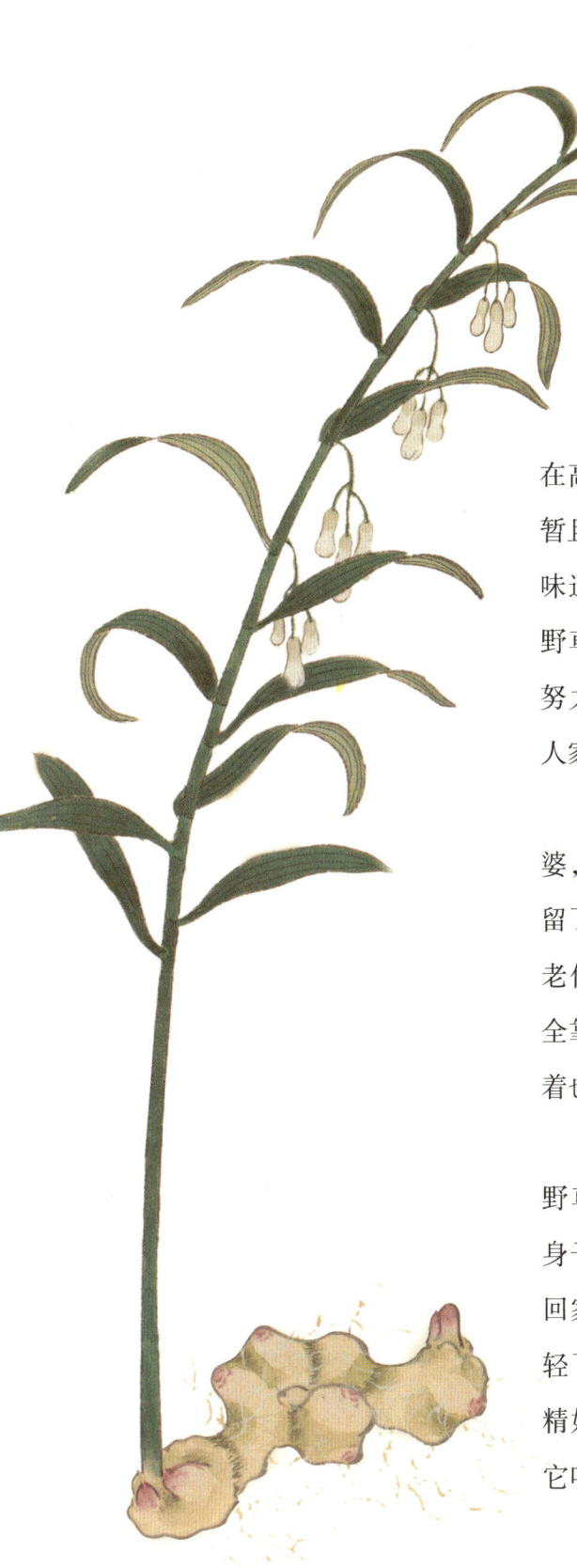

在高处的果子，只能揪一把身边的野草暂且充饥。那野草绿梗细叶，开着白花，味道又香又甜。打这以后，黄精每天以野草为食，身体一天天好起来。接着她努力摸索着走出山谷，终于看见了一户人家。

这户人家有一个老伯伯和一个老婆婆，两人膝下无子女，见黄精可怜便收留了她。黄精把自己的遭遇告诉了他们。老伯伯是个郎中，一听黄精跳崖没死，全靠吃野草充饥，不仅伤好了，气色看着也不错，便问她吃的是什么样的野草。

黄精带着老伯伯在山上找到了那种野草。老伯伯尝后觉得味道清香甘甜，身子也暖洋洋的，于是便把这种野草挖回家给病人配药。病人吃后不仅病情减轻了，身子骨也都越来越硬朗。因是黄精姑娘发现的这种野草，所以大家都管它叫"黄精"。

黄芩（qín）
可治疗咳嗽的妙药

别名 枯芩、子芩、山茶根
分类 唇形科，黄芩属
习性 喜温暖，耐严寒
功效 清热燥湿，泻火解毒

相传，李时珍在少年时曾患重病，头脑发热、咳嗽不止，其父母找了好多郎中，都没有将他的病治好。随着时间的流逝，李时珍的病愈发严重起来，症见烦躁、口渴引饮、六脉浮洪、每日大量咳痰，虽然他服用了很多清热解毒、润肺化痰的药物，但病情始终不见好转。

正在李时珍生命垂危之时，有一位仙风道骨的云游道人来到了李时珍的家中。他告诉李时珍的父母，自己专门游走各地，寻找患有疑难杂症的病人为其诊治。

李时珍的父母闻言喜出望外，连忙请云游道人为儿子看病。云游道人为李时珍把过脉后说道："此病不难治，只需黄芩30克，加水煎制后服用即可。如此不到半月孩子就能康复。"李时珍的父母遵嘱行事，果然半个月后，李时珍的病就全好了。

正是这样的经历让李时珍切身体会到中医的神奇之处，此后他便立志钻研中医学，最终成为一代名医。

黄芩，又名枯芩、子芩、山茶根，为唇形科黄芩属多年生草本植物。根肉质肥厚，可入药；地上茎粗壮，呈四棱形；叶细长。花期7—8月，果期8—9月。

黄芩喜温暖，耐严寒，生于山顶、山坡、林缘、路旁等向阳且干燥的地方，在我国山东、陕西、山西、甘肃等地均有种植。

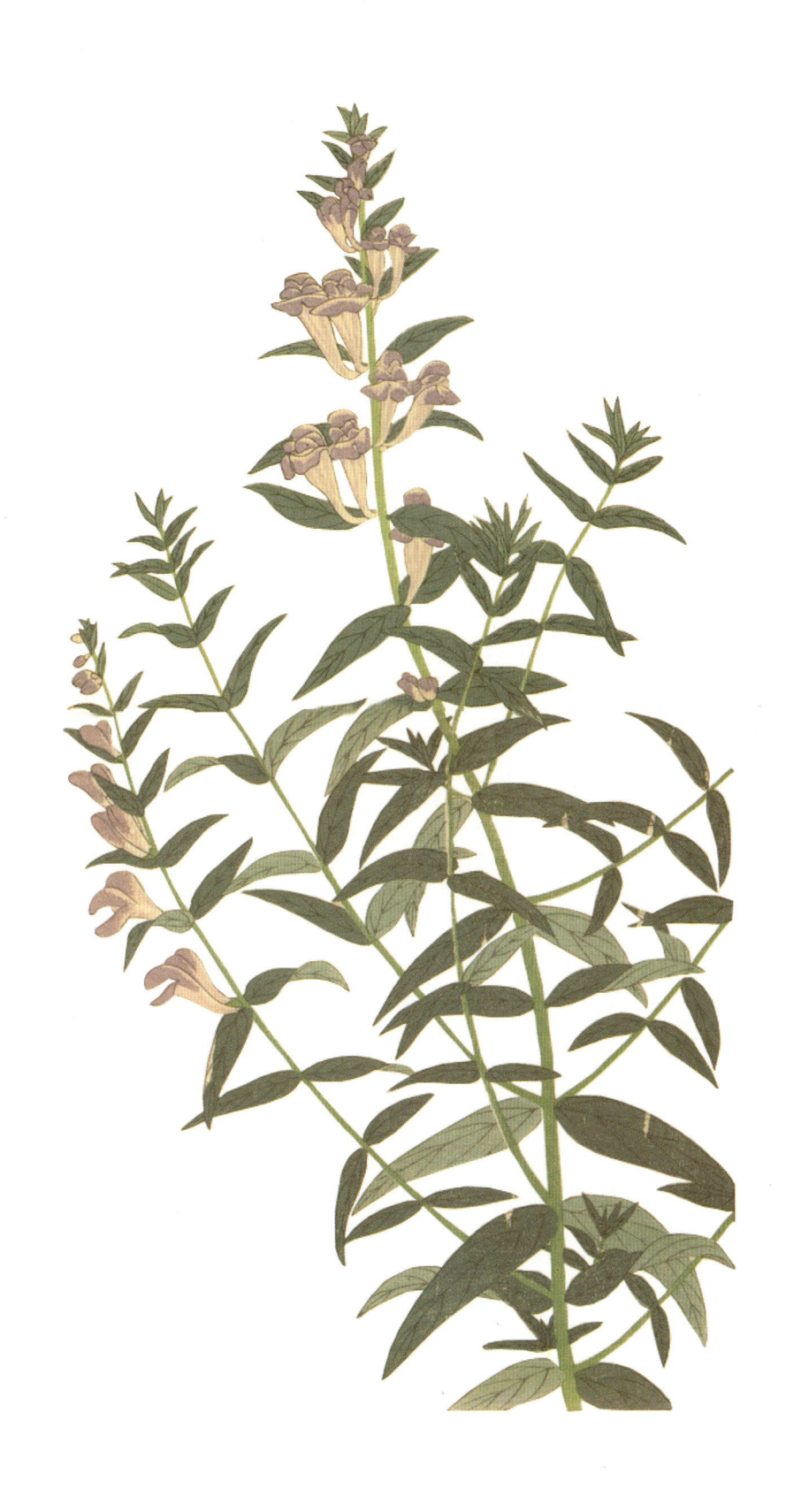

第一章　山草：长在大山里的宝贵草药 | 011

天麻

给老年人的礼物

别名 鬼督（dū）邮、定风草、水洋芋

分类 兰科，天麻属

习性 喜凉爽、喜湿润、怕冻、怕旱、怕高温和积水

功效 可治头晕目眩、小儿惊风等症

　　天麻名字的由来有这样一段传说。相传在古时候，荆（jīng）山山脚有一个部族，部族里有百十户人家。有一年，部族里暴发了一种奇怪的疾病，发病的人头痛得厉害，严重的会四肢抽搐（chù），半身瘫痪。部族里的人们四处求医都不见效果。

　　部族首领看到族人被病魔缠身，整个部族面临危亡，痛心疾首，立誓踏遍山海也要找到救族人的办法。

　　有人告诉他，五道峡里有一位神医或许能治疗他族人的病，他便立马带着干粮出发了。

　　首领翻山越岭，终于打听到了神医的住所，那是一个地势极其险峻、耸立在万仞绝壁上的山寨。首领刚一进山寨就感到头晕目眩，四肢开始抽搐，最终挺不住栽进了一个山洞中。

　　他醒来时环顾四周，发现洞里的石桌上堆着一些植物块茎。正在这时，洞外走进来一位老汉，手中端着一碗药，让他喝下去。他喝完头也不晕了，四肢也

　　天麻，又名鬼督邮、定风草、水洋芋，为兰科天麻属多年生草本植物。无根；块茎呈椭圆形或卵圆形；叶呈鳞片状，褐色。花期6—7月，果期7—8月。

　　天麻喜凉爽、湿润的环境，怕冻、怕旱、怕高温，亦怕积水，喜偏酸性土壤，多分布于我国的吉林、辽宁、陕西、甘肃等地。

不抽搐了。他立马感谢老汉的救命之恩,交谈间发现老汉就是他要找的神医。

老汉告诉他,石桌上的植物块茎便是他此次前来要寻找的良药,让他病好后带回去救族人。老汉还说,如果吃不完,就把植物块茎藏在背阴的烂树叶里,用不了多久就会长出许多新的块茎来。

首领连忙叩谢老汉。待他抬起头时,老汉已不见踪影。他回到家后,便把神医给的植物块茎大部分加水熬好后,让生病的族人一一服下。接着又把剩下的植物块茎按照神医所嘱,藏在背阴处的烂树叶里。从此,这种植物就繁殖了下来。

人们说这种植物乃天上的神医所赐,又专治头晕目眩、半身麻痹瘫痪,就把这种植物叫作"天麻"。

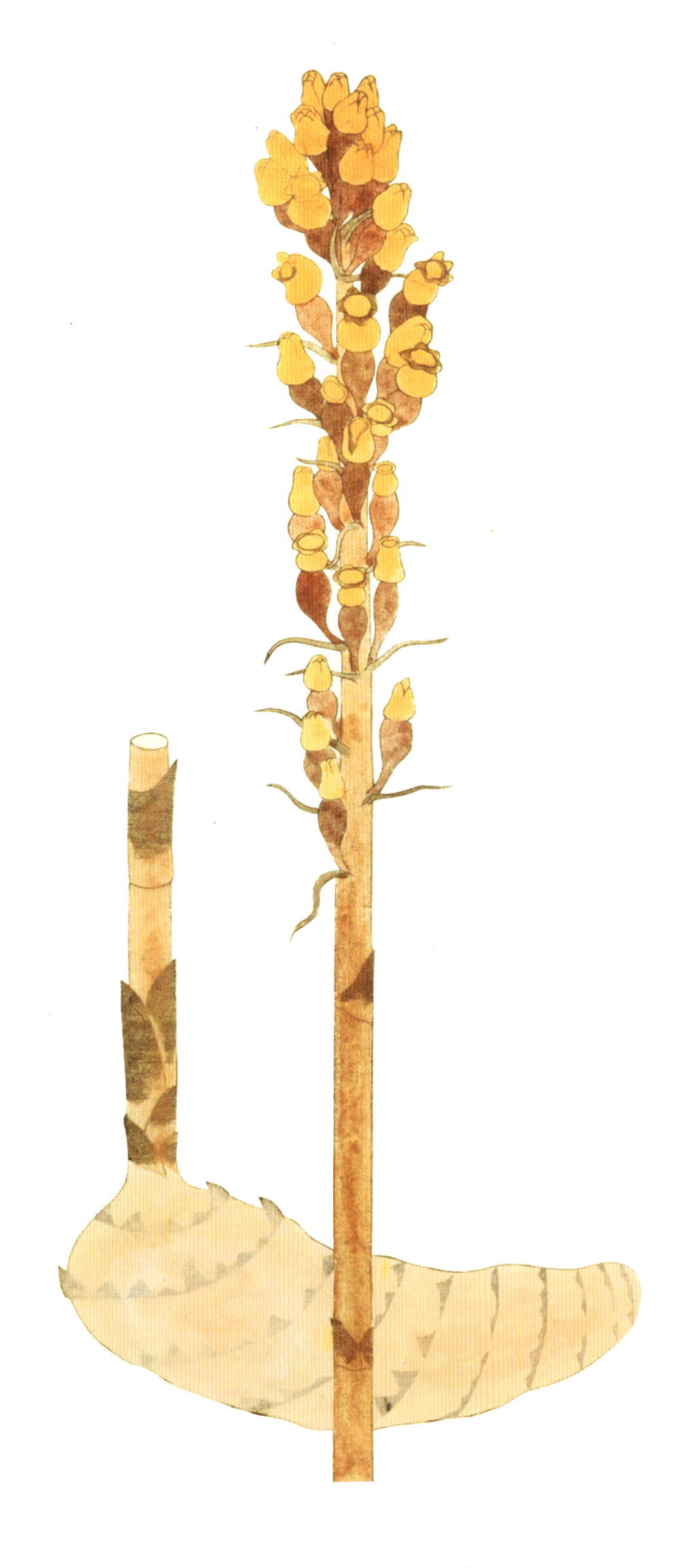

柴胡

退烧的妙药

别名 地熏、山菜、茹（rú）草

分类 伞形科，柴胡属

习性 喜温、喜光、喜潮湿，较耐寒、耐旱

功效 和解表里，疏肝解郁

民间流传柴胡能治虚寒余热，其中有一段精彩的故事。

从前，有一位为人苛刻又吝啬的胡姓财主。某天，他家一个名叫张二娃的长工病倒了，下人们请了胡财主去看。

只见张二娃一会儿发冷，盖着厚厚的棉被都还在打寒战，一会儿又热得浑身发烫。胡财主以为他得了要命的病，害怕他死在自己家里晦气，于是非但没有为张二娃出钱看病，反而随便找了个理由把张二娃赶出了家门。

张二娃无家可归，迷迷糊糊间走到了村外的水塘边。他昏昏沉沉、四肢无力，竟躺在水塘边冰凉的野草里睡着了。一觉醒来已是第二天的下午，他又饿又渴，便想爬起来找点吃的。可他挣扎了好几次都没能站起来，只好顺手拔了些周围的野草充饥。

张二娃就这样每天躺在野草里，饿了就拔些野草吃。几天后，他突然觉得自己的烧退了，浑身也有劲

柴胡，又名地熏、山菜、茹草，为伞形科柴胡属多年生草本植物。主根深长，少分枝；茎呈"之"字形弯曲；叶互生，呈线形或狭线形。花期7—9月，果期8—10月。

柴胡多生长于我国湖北、四川、安徽等地的沙质草原、沙丘草甸及阳坡疏林下。

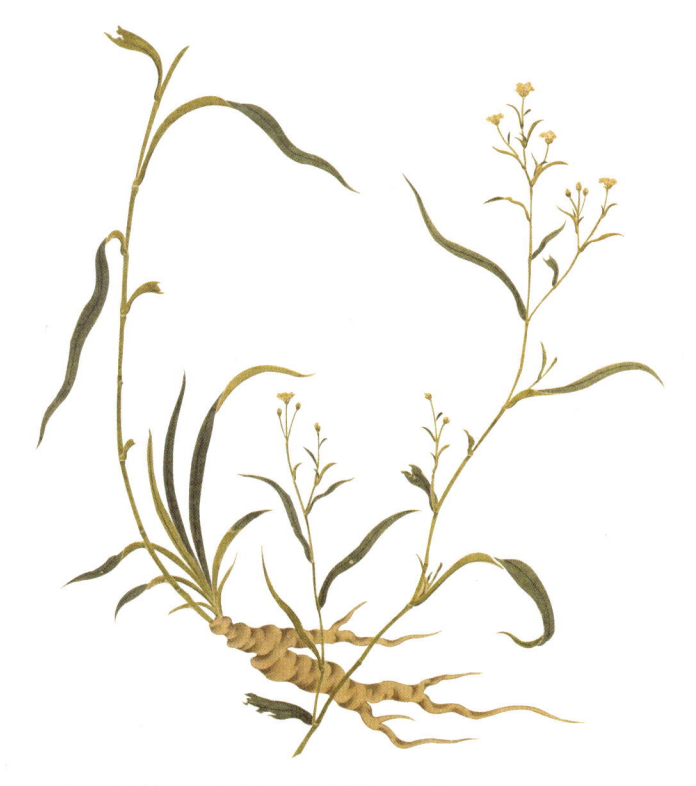

了。因为无处可去，最终他还是回到了胡财主家。

张二娃的归来使胡财主感到非常惊讶。他原以为张二娃病得快死了，没想到竟然痊愈回来了。既然张二娃的病已经好了，胡财主当然十分欢迎他回来继续干活。

到了第二年夏天，胡财主的独生儿子得了和张二娃一样的怪病，一阵热一阵冷，胡财主四处寻医问药也没能治好儿子的怪病。一天，他猛然想起去年张二娃也得过同样的病，却毫发无损。

他连忙恭恭敬敬地去请教张二娃。于是张二娃带着胡财主来到村外的水塘边，找到了他吃的那种野草。胡财主拔了野草，担心儿子娇生惯养吃不下，便吩咐厨房将野草熬成汤，又亲自哄着儿子喝下。

几天后，胡财主儿子的病果然好了。胡财主非常高兴，为了纪念这种野草救了儿子的命，他决定给它起个名。他盯着野草，横看竖看都觉得像是拿来烧火的柴，自己又姓胡，心想那就叫它"柴胡"吧！

很快，柴胡能治病的消息便传开了。此后人们一看见柴胡就想起胡财主，却不知道其实最早发现柴胡能治病的是胡财主家的长工张二娃。

龙胆

苦口良药龙胆草

别名 陵游、龙胆草
分类 龙胆科、龙胆属
习性 喜光，耐寒、耐半阴
功效 泻肝胆实火

从前有个孩子叫曾童。一日他替有钱人放牛时，看见山坪的水塘边有个女人变成一条巨蟒（mǎng）后盘成一团睡着了，嘴里还有一颗闪闪发光的珠子。曾童大胆走上前去，悄悄拿走了那颗珠子，放在手里把玩。

原来这是一位修炼已久、能变成人形的蛇神，她嘴里闪闪发光的珠子就是蛇丹。蛇神睡醒后，发现蛇丹丢失，急忙变成人形四处寻找。

蛇神看见曾童，便问："小娃娃，你有没有看见有颗珠子落在了地上？"

曾童点点头，把手里捏着的蛇丹还给了她。

蛇神见曾童可爱，问道："小娃娃，你叫什么名字？是谁家的？"

曾童告诉蛇神，自己爹娘已死，是个孤儿。

蛇神心疼他，便认其为义子，将其带到蛇洞里一起生活，还教他识字。

三年后，曾童长大成人，想要离开蛇洞寻求出仕

龙胆，又名陵游、龙胆草，为龙胆科龙胆属多年生草本植物。龙胆通体绿色，有时带一点点紫色；根状茎棕黄色，呈绳索状，可入药；地上茎直立生长；叶对生，无柄。花期9—10月，10月结果。

龙胆多生长于海拔400～1700米的河滩、草地、灌丛中，在我国内蒙古、黑龙江、吉林、辽宁、贵州等地多有分布。

的机会，蛇神便把自己的胆汁送给他作为分别的礼物。

没过多久，当朝太子病重，曾童便用蛇神送给他的胆汁治好了太子。皇帝龙心大悦，将他留在宫中做太子的伴读，还赐名曾相。

过了一年，公主也患上了与太子一样的病症。皇帝对曾相说："你若能医好朕的公主，朕即刻招你为驸马。"

曾相连夜赶回蛇洞，向蛇神求取胆汁。蛇神念着母子情分，便答应了他，并交代："你入我腹中取胆汁，只能用针戳一下，勿贪多！"

曾相满口答应，钻入蛇腹后却起了贪念，心想："娘啊娘，你也不要小气，就让儿再多取点吧！"

他一连猛刺几针，蛇神腹痛，闭紧了嘴巴，缩紧了身体，打了几个滚，疼昏过去了。曾相就这么被活活闷死在蛇腹之中。

蛇神醒后觉得恶心，大口大口地吐了起来。那些胆汁被吐到草上，草就成了"蛇胆草"。

蛇神虽怨恨曾相贪心，却也怜惜公主性命，便又化作人形，取了蛇胆草，去到宫中，治好了公主的病。

皇帝问起蛇神草药的名字时，一时耳背竟将"蛇胆草"听成了"龙胆草"，从此蛇胆草便成了龙胆草。

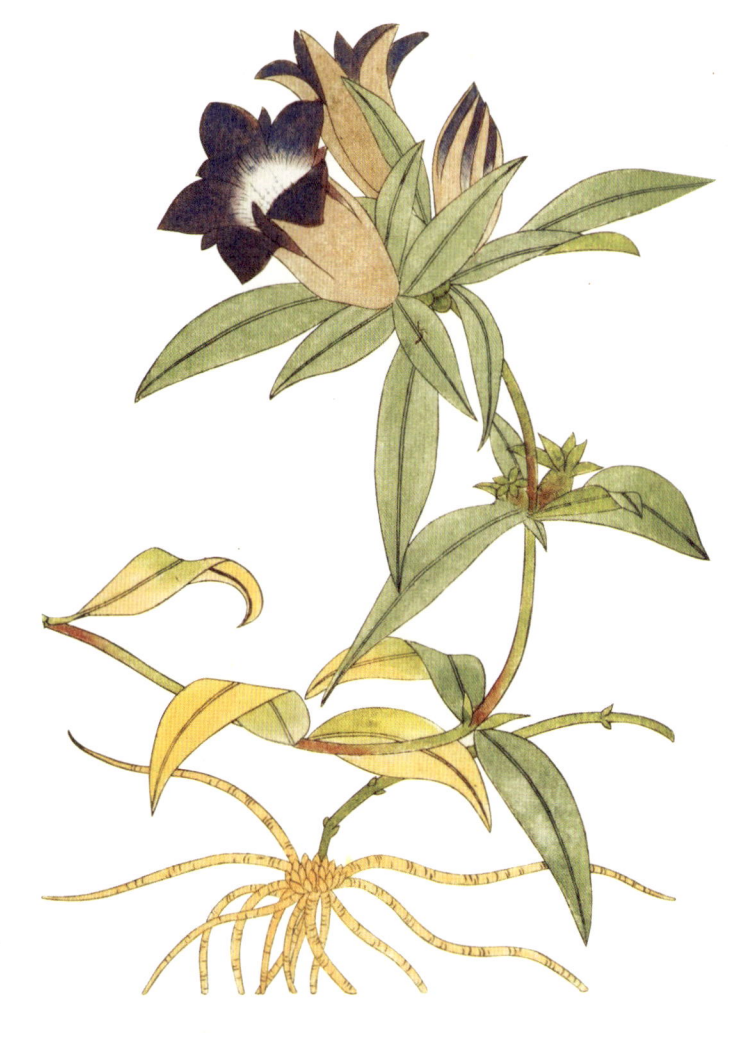

升麻

黑黑的烂根有妙用

别名 龙眼根、周麻
分类 毛茛科，类叶升麻属
习性 怕涝，忌土壤干旱
功效 发表透疹（zhěn），清热解毒

曾经有一户姓赵的人家，父亲在外做生意，母亲在家操持家务，女儿青梅替有钱人洗衣服赚点银两补贴家用。一家人日子虽然清苦，倒也和和美美。不料青梅的母亲突然出现盆腔器官脱垂的病症，每日只能卧床休息。父女俩花光了这些年家里攒下的所有钱，请了很多郎中，都不见母亲的病情好转。

一日，青梅对双眉紧锁的父亲说："我想贴个治病招亲的告示，谁医好了母亲的病，我便以身相许。"父亲看看女儿，又想想家里一贫如洗的状况，只得含泪同意了。

当天晚上，青梅梦见了一位老神仙。老神仙对她说："你救母的一片赤诚孝心感动了上天，玉帝特派我来给你捎句话：'竹马送来日，洞房花烛时。'切记，切记！"青梅醒来后百思不得其解。

说来也巧，那一晚，一个以采草药为生的年轻人也梦见了那位老神仙对自己说了些奇怪的话："竹马送来日，洞房花烛时。上山挖仙药，成就好姻缘。"

升麻，又名龙眼根、周麻，为毛茛科类叶升麻属多年生草本植物。根状茎粗壮坚实，表面黑色，有许多内陷的圆洞；叶背灰绿色，且复叶呈羽状分布。花期7—9月，果期8—10月。

升麻喜温暖、湿润的环境，在我国西藏、云南、河南等地均有分布。

第二天,他便在街上看到了青梅贴的告示。于是,他立刻背上药篓去寻那一味名叫"竹马"的草药。

功夫不负有心人,他在天黑之前挖到了"竹马",便急忙下山给青梅家送去。青梅的母亲一连喝了几副用"竹马"熬制的汤后,病渐渐地好了起来。

最后,青梅和采草药的年轻人成了亲,一家人过起了幸福美满的生活。人们由此知道了"竹马"的神奇功效,但在口口相传的过程中出了点小差错,"竹马"被传成"升麻"流传至今。

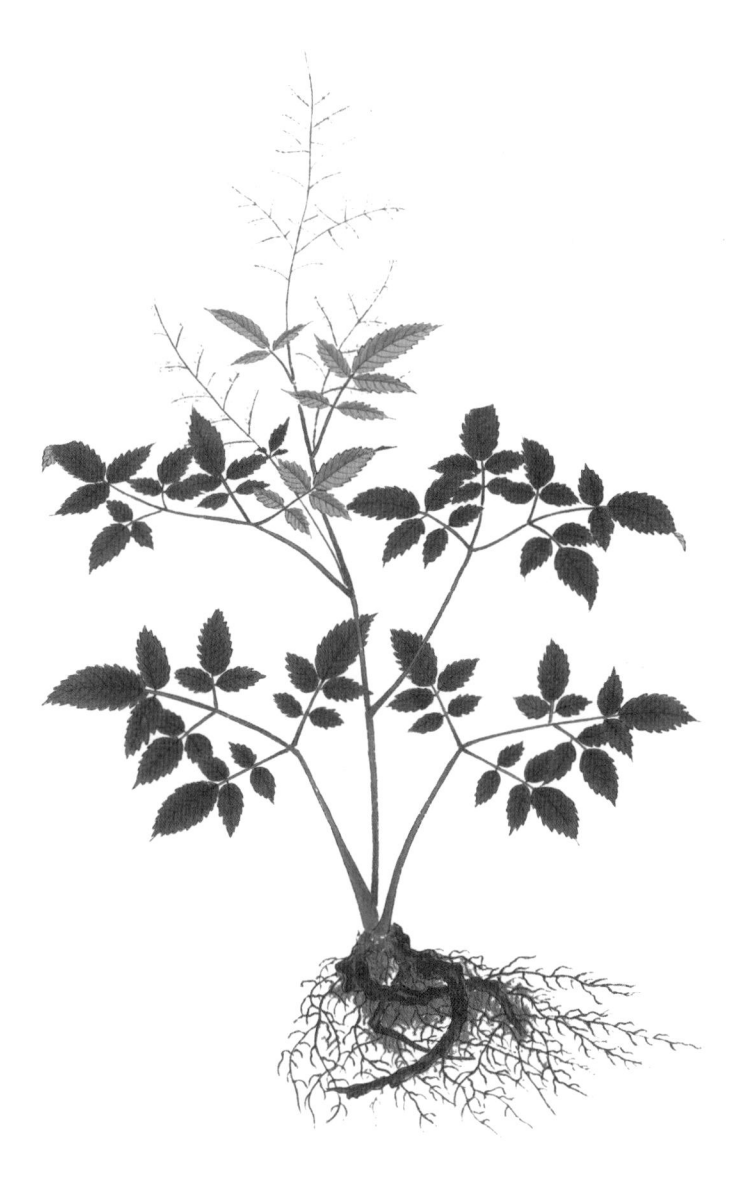

知母

清热下火的良药

别名	蚳（chí）母、连母
分类	天门冬科，知母属
习性	喜温暖，耐寒、耐干旱
功效	滋阴降火

关于知母名字的由来，有这样一段有趣的传说。

曾经有一位善良的老妇人，以上山采草药维持生计。她膝下无子女，还经常用自己采来的草药救济别人，日子过得十分清贫。

她倒是不在乎积蓄钱财，只是担忧自己识草药的本事就此失传。于是，她决定用乞讨的方式寻找一位善良可靠的后生，把本事传授给他，了却自己的心愿。

老妇人先后遇到了一位富家公子和一位商人，他们起初都对老妇人毕恭毕敬，可是过不了多久便原形毕露。他们没有得到想要的东西后就把老妇人赶出了家门，也就都没有通过老妇人的考验。

一晃两年过去了，老妇人依旧没有遇到心仪的人选，仍在不停地乞讨，很多人都把她当成疯子。这年冬天，她蹒跚（pán shān）着来到一处偏远的村落，饿晕在一户人家的栅栏外。

这家的主人是个年轻的樵（qiáo）夫，听到响动后便急忙将老妇人搀（chān）进屋里。

> 知母，又名蚳母、连母，为天门冬科知母属多年生草本植物。全株无毛；根状茎肥厚，覆盖残存叶鞘（qiào），可入药；叶呈细长披针形；花粉红色、淡紫色或白色。花期5—8月，果期8—9月。
>
> 知母多生长于朝鲜和我国黑龙江、吉林、辽宁、山东、河北等地的向阳山坡、干燥丘陵或草原上，主产地是我国河北。

得知老妇人饿着肚子，他妻子便做了可口的饭菜给老妇人吃。

老妇人吃过饭就要走，夫妻俩赶紧劝阻："这大冷的天，您上哪儿去呀？"当听到老妇人说还要继续去乞讨时，这对善良的夫妻便提议老妇人留下长住，并承诺会好好照顾她。

日子过得很快，一转眼樵夫夫妇与老妇人一起度过了三年愉快的时光。他们果然像承诺的那样，将老妇人照顾得很好，把她当作亲娘奉养不图回报亦没有怨言。他们通过了老妇人的考验。

老妇人决定将自己识草药的本事传给樵夫。一天，她对樵夫说："孩子，你背我到山上看看吧。"樵夫带着疑惑背着老妇人上了山，累得汗流浃背，却不忘和老妇人逗趣哄她开心。

在一处野草丛生的地方，老妇人让樵夫把自己放下来。她坐在石头上指着一丛开着白紫色相间的花朵、长着线形叶子的野草对樵夫说："把它挖出来看看。"樵夫挖出一截黄褐色的根，问："娘，这是什么？"

老妇人说："这是一种草药，能治肺热咳嗽、热厥（jué）头痛等病症，用途可大啦！孩子，你知道为什么直到今天我才教你认草药吗？"樵夫想了想，说："娘应该是想找个老实本分的人传他本事，怕居心不良的坏人得了这本事去发黑心财，坑害百姓。"

老妇人点了点头，说："你是个通透、善良的孩子，能明白娘的苦心。这药还没有名字，以后就叫它'知母'吧。"

接着，老妇人又教樵夫认识了许多草药。后来老妇人故去，樵夫改行采草药。他一直牢记老妇人的嘱托，从不做亏心的勾当，用草药帮助了很多穷人。

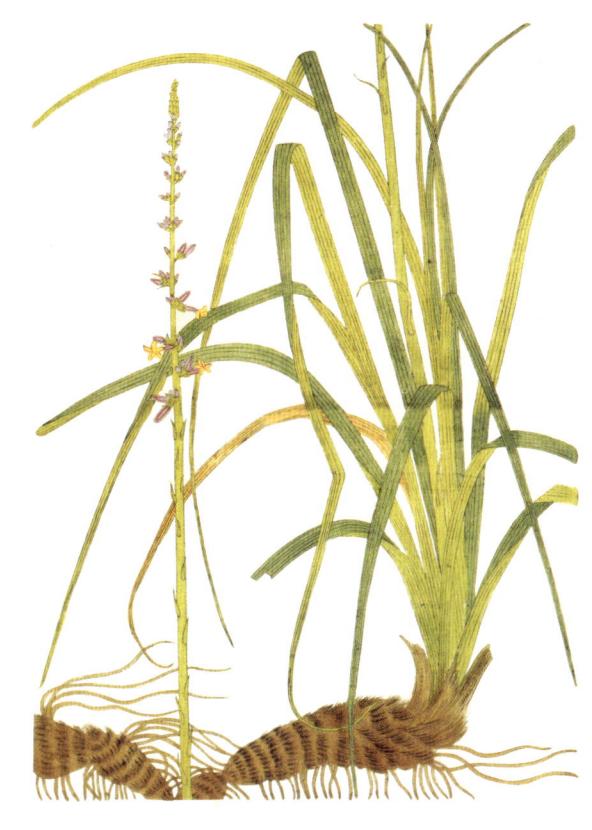

丹参

红彤彤的人参

别名 赤参、紫丹参
分类 唇形科，鼠尾草属
习性 喜温暖、喜光照
功效 祛瘀（yū）、生新、活血

古时候，东海岸边的渔村里住着一个名叫阿明的青年。阿明从小丧父，跟随母亲在大海的风浪中长大。他水性极好，人送外号"小蛟（jiāo）龙"。

有一次，阿明的母亲月事结束后仍流血不止，请了很多郎中都治不好。有人告诉阿明，东海中的无名岛上生长着一种"仙草"，"仙草"草根为血红色，开着蓝紫色的花朵，只要服下这种"仙草"，阿明母亲的病就能好。

可是据说无名岛周围暗礁（jiāo）林立、水流湍（tuān）急，欲上岛者十有九死，犹如过"鬼门关"。

村里的人都为阿明捏一把汗，且不说能不能找到"仙草"，恐怕活着回来都困难。可阿明救母心切，毅然决然地踏上了上岛寻药的征途。

他凭着高超的驾船技术和良好的水性，通过了重重险阻，终于闯过"鬼门关"，顺利登上了无名岛。岛上一片花海，到处都是开着蓝紫色花的"仙草"。阿明挖了一大捆"仙草"满载而归。

丹参，又名赤参、紫丹参，为唇形科鼠尾草属多年生草本植物。根砖红色，呈圆柱形，可入药；地上茎呈四棱形，直立生长，有分支；叶呈卵形、椭圆状卵形或宽披针形。花期5—10月，果期6—11月。

丹参多生长于向阳的山坡草丛、林边、路旁等，在我国大部分地区都有分布。

回来后他每日侍奉母亲按时服药,很快他母亲的病就痊愈了。

人们都说这"仙草"上凝结着阿明的一片丹心,便给这种"仙草"起名为"丹心"。后来在人们口口相传的过程中,"丹心"就变成"丹参"了。

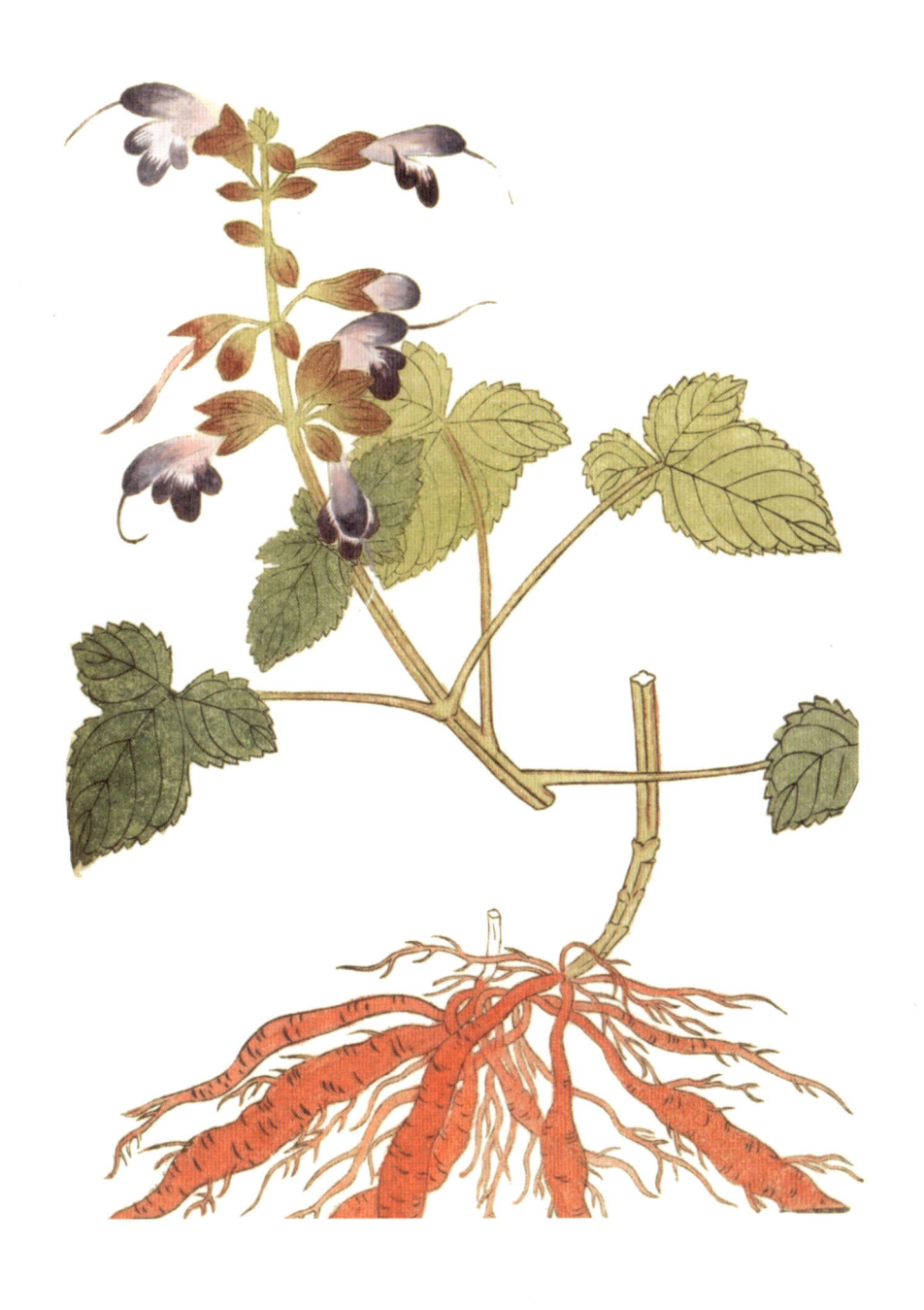

三七

古代的"金疮(chuāng)药"

别名 山漆、田七
分类 五加科,人参属
习性 喜温暖稍阴湿,怕严寒、怕酷暑
功效 破血散瘀,消炎定痛

古时候,有一位名叫张二的青年,突然患上了口鼻出血不止的疾病,经多方医治后均无效果。

某日,一位姓田的郎中听说了此事,便找到张二,给他服下了一种植物的根磨成的粉末。没多久,张二的口鼻竟不再出血了。张二一家非常感激,并请求田郎中留下一粒这种草药的种子。

一年后,知府大人的爱女染了和张二一样的出血症,四处寻医问药。张二听说这件事后,便带上草药根磨成的粉末给知府大人的女儿服用。没想到病没医好,知府大人的女儿竟死了。

知府大人大怒,命人把张二捆起来治罪。张二在严刑拷打之下讲出了实情,牵连出了田郎中。知府大人便下令捉拿田郎中,欲以杀人的罪名给他定罪。

田郎中被抓后,赶紧向知府大人解释:"此草药确实对各种血症都有疗效,但有一个条件,必须是长了三至七年的才能发挥药性。张二所用的草药仅长了

三七,又名山漆、田七,为五加科人参属多年生草本植物。根状茎粗壮,呈纺锤形,可入药;地上茎暗绿色;叶柄具条纹,复叶呈掌状。花期7—8月,果期8—10月。

三七喜欢温暖稍阴湿的环境,怕严寒和酷暑,多分布于我国广西、四川、云南等地。

一年,根本不具备药性,自然是救不了人的。"

最终,田郎中无罪释放,张二被流放。人们为了铭记这一惨痛的教训,便把这种草药命名为"三七"。

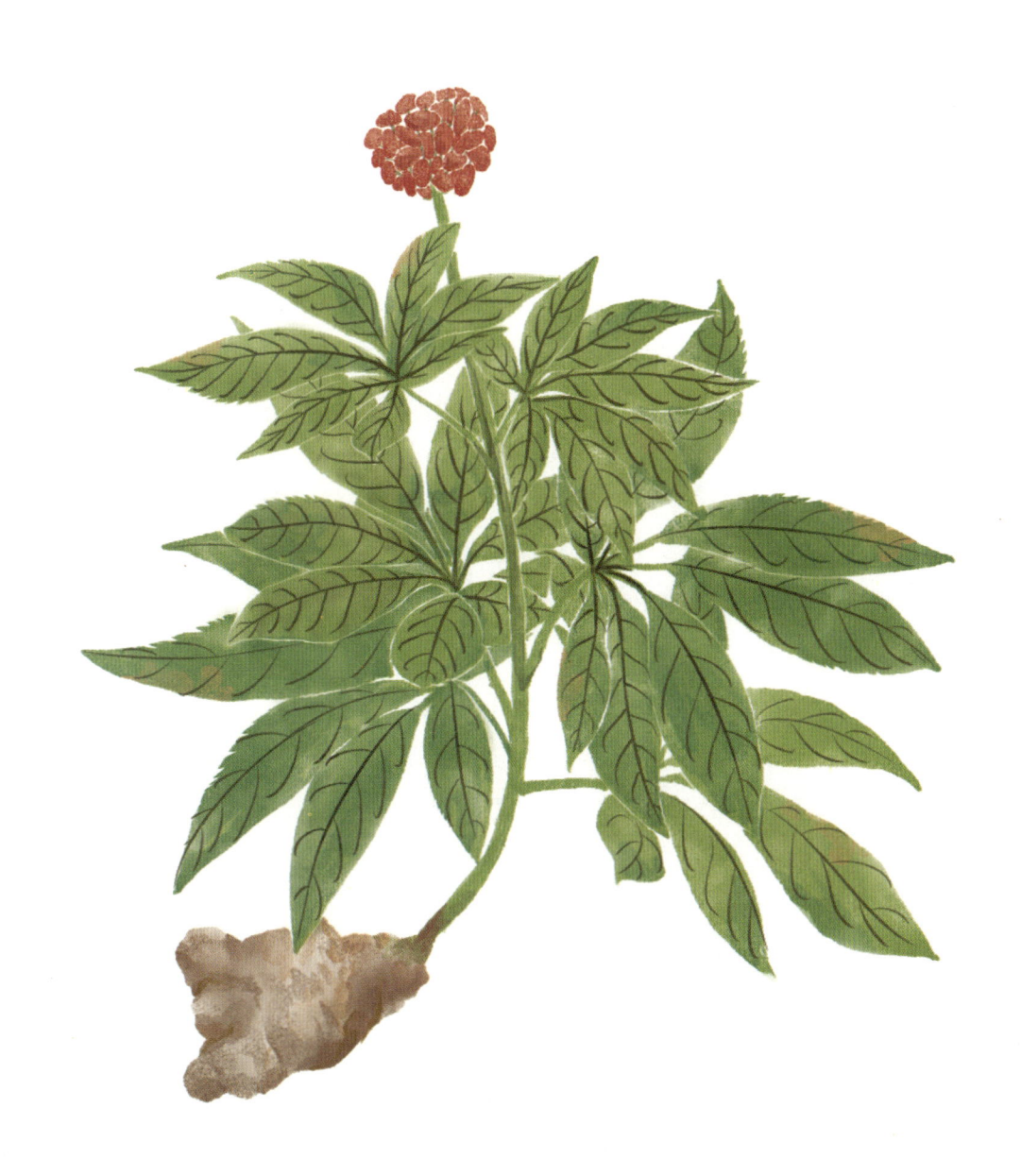

肉苁（cōng）蓉

神奇的沙漠人参

别名	寸芸、苁蓉
分类	列当科，肉苁蓉属
习性	喜热，喜干旱少雨，抗逆性强
功效	补肾阳，益精血，润肠道

相传在一个寒冬，铁木真率领的部队和札（zhá）木合率领的部队在草原相遇之后发生了激战。

最初，铁木真的部队失利了，他们被围困在一座沙山上，饥寒交迫、士气低落。部队里的战马通人性，也烦躁地用马蹄在沙土上乱蹬（dēng）。谁知，经马蹄踩踏过的地方竟渐渐露出一块块根状植物。铁木真看到之后，派人将其挖出，认为这是草原之神赐予他们的食物。

铁木真举起一块植物对手下的将士们说："这是草原之神赐予我们的食物，大家用它们补充体力后，我们就去与札木合的部队交战，定能打赢这场恶战！"

吃了这些植物以后，铁木真部队的将士们都精神倍增，最终真的杀出了一条血路，把札木合的部队打败了。他们当时吃的那种植物就是肉苁蓉。

肉苁蓉，又名寸芸、苁蓉，为列当科肉苁蓉属高大寄生草本植物，寄生于沙漠树木梭梭的根部，因有益肾壮阳的功效，被誉为"沙漠人参"。地上茎扁平，肉质肥厚；叶呈宽卵形或三角状卵形。花期5—6月，果期6—8月。

肉苁蓉主产于我国内蒙古、甘肃、新疆等地海拔225～1150米的荒漠。

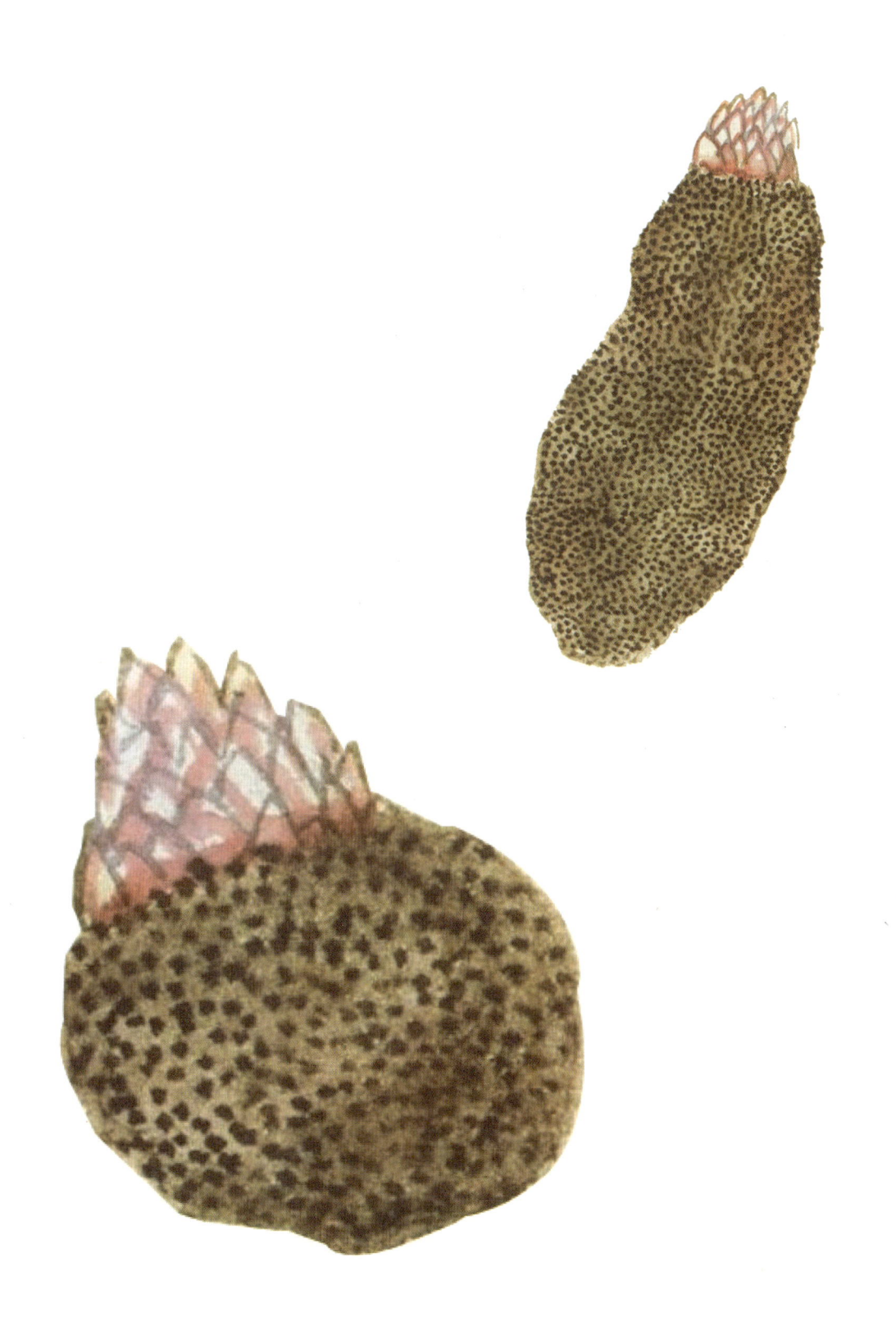

第一章　山草：长在大山里的宝贵草药 | 027

锁阳
长在地上的毛毛球

别名	锁严子
分类	锁阳科，锁阳属
习性	喜干旱少雨的环境，耐旱
功效	肉质茎入药，补肾益精

在我国的历史上曾有这样一段锁阳解军困的传奇故事。

相传唐朝第三位皇帝李治为扭转西域、河西走廊一带的不利战局，特派名将薛仁贵担任西征主帅。薛仁贵一路披荆斩棘（jí）打到苦峪（yù）城，不想一进城就中了埋伏，被敌军围困在城中。唐军多次努力都没能冲出重围，眼看就要弹尽粮绝，援兵却迟迟没有来。

薛仁贵便号召将士们节衣缩食，并亲自带领一批人挖草根、削树皮充饥。有一天，薛仁贵看见地里长着一种像小萝卜一样的植物，没有一点儿叶子。有认识它的乡亲告诉他，这是锁阳，吃了就会有力气。于是薛仁贵带领将士们边挖边吃。最终，他们等来了援军。

为纪念锁阳解救了全军将士们的性命，这座苦峪城便被改名为锁阳城。锁阳城一带的百姓时常哼着这样的歌谣："锁阳，锁阳，既是药，又是粮，病时采它治病，饿时能充饥肠。"

锁阳，又名锁严子，为锁阳科锁阳属多年生双子叶寄生植物。全株棕红色，寄生根大部分埋于沙中，且根上长着大小不等的锁阳芽体，起初似球形，后慢慢变成椭圆形或长柱形。花期5—7月，果期6—7月。

锁阳生长于荒漠草原与荒漠地带的河边、湖边、池边等地，在我国多地均有分布。

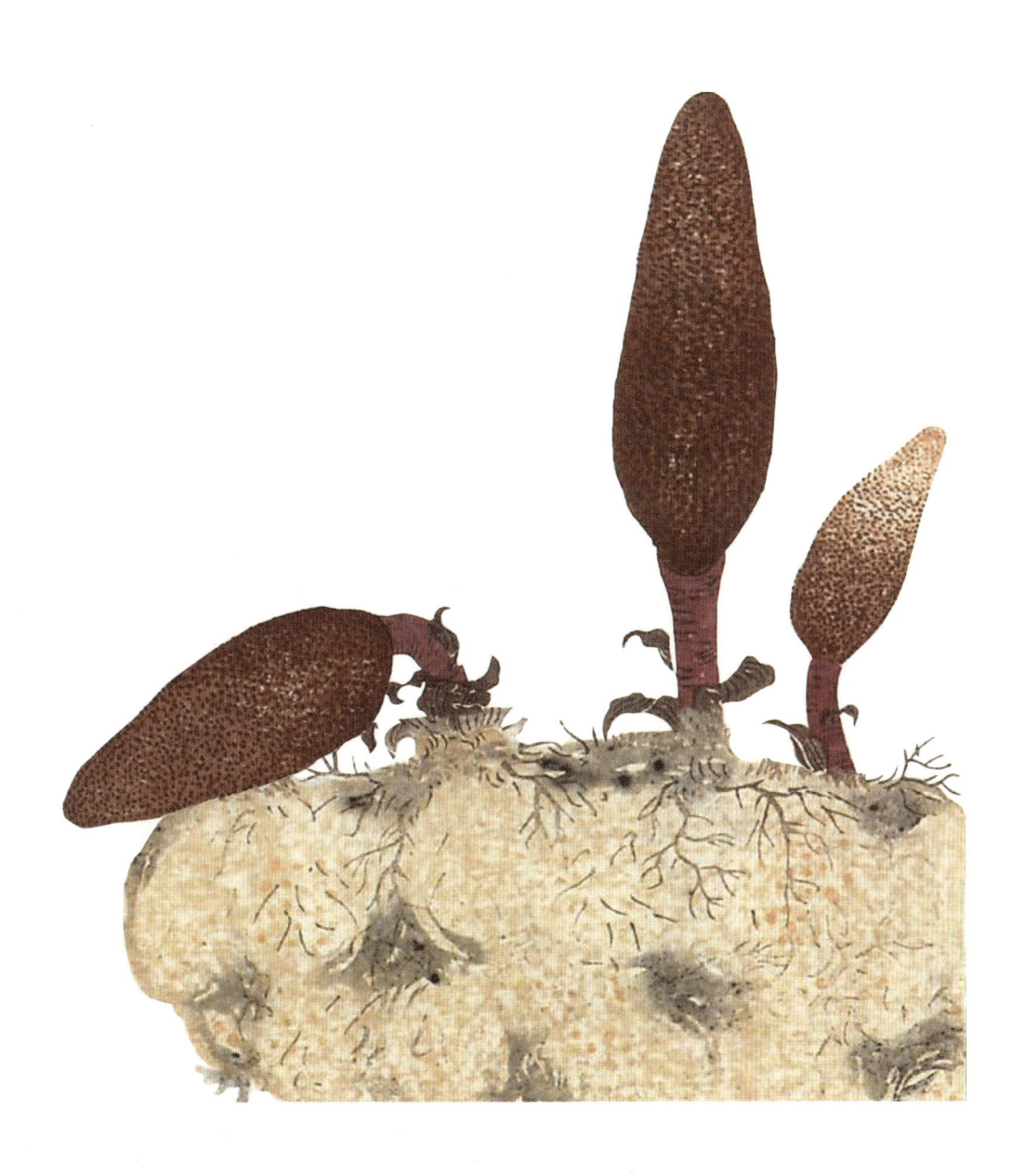

第一章　山草：长在大山里的宝贵草药 | 029

狗脊

有毛茸茸的根

别名	金毛狗脊、狗青
分类	乌毛蕨（jué）科，狗脊属
习性	喜温暖、喜潮湿、喜荫蔽，畏严寒
功效	镇痛利尿

很久以前，住在青城山下的张方养了一只聪明伶俐的大黄狗，大黄狗与张方每日形影不离。

有一次，张方在外与人饮酒喝醉了，他提着灯笼牵着狗摇摇晃晃地回家时，脚下不稳栽了个跟头，就这样倒在草丛中起不来了。灯笼掉到地上，里面的烛火点燃了周围的枯草。

大黄狗急得汪汪直叫，却怎么也叫不醒张方。它急忙跑向旁边的水坑，用爪子沾了水，拍在张方的脸上。这下张方醒了过来，看到火势还在蔓延，便赶紧折下树枝把火扑灭。多亏了大黄狗，张方捡回一条命。

还有一次张方夜里赶路，不小心掉进一口很深的枯井，大黄狗一直守在井边。等了很久，终于有人经过时，它飞快地跑过去求救。那人跟着大黄狗来到井边一看，发现了井下的张方。

张方说："您若肯救我上来，我便把衣袋里的十两银子送给您作酬劳。"那人却说："我不要什么银

狗脊，又名金毛狗脊、狗青，为乌毛蕨科狗脊属大型草本蕨类植物。根状茎呈不规则长块状，密被金棕色柔毛，可入药；根状茎上有数个红棕色木质叶柄，质地坚硬，不易折断。

狗脊多生长于空气湿润地区的次生灌丛中，在我国长江以南的各地均有分布。

两,倘若你把你的狗送给我,我就把你救上来。"

大黄狗来到井边冲着张方叫着:"汪汪!"张方会意,便答应了那人的请求。张方获救了,可是大黄狗却被那人用绳子牵走了。

张方日日思念着大黄狗,觉都睡不安稳。到了第三天夜里,大黄狗悄悄地跑了回来。张方搂着大黄狗直亲,心想这下能睡个好觉了。可是当晚家里进了贼,大黄狗一跃而起,勇敢地与贼人搏斗,却被贼人用匕首刺穿了喉咙。

张方醒后高喊抓贼,邻居们闻声赶来,把贼人捉住后押送到官府治罪。贼人是抓住了,大黄狗却倒在了血泊中。

张方含泪埋葬了大黄狗,一有空就去坟前看它。一个月后,大黄狗的坟前长出了一株带有异香的草,草叶上有密密麻麻的黄毛,很像大黄狗。张方将这株草放在鼻边闻了闻,顿时觉得浑身舒畅,仿佛腰上旧伤口的疼痛都减轻了。他想,这一定是大黄狗的在天之灵为他送来了治腰伤的灵药。

回到家后,张方就将这株草连根煎成了汤药服下。第二天,他的腰伤果然痊愈了。因为这株草像极了死去的大黄狗,所以人们管它叫"金毛狗脊",也就是现在的"狗脊"。

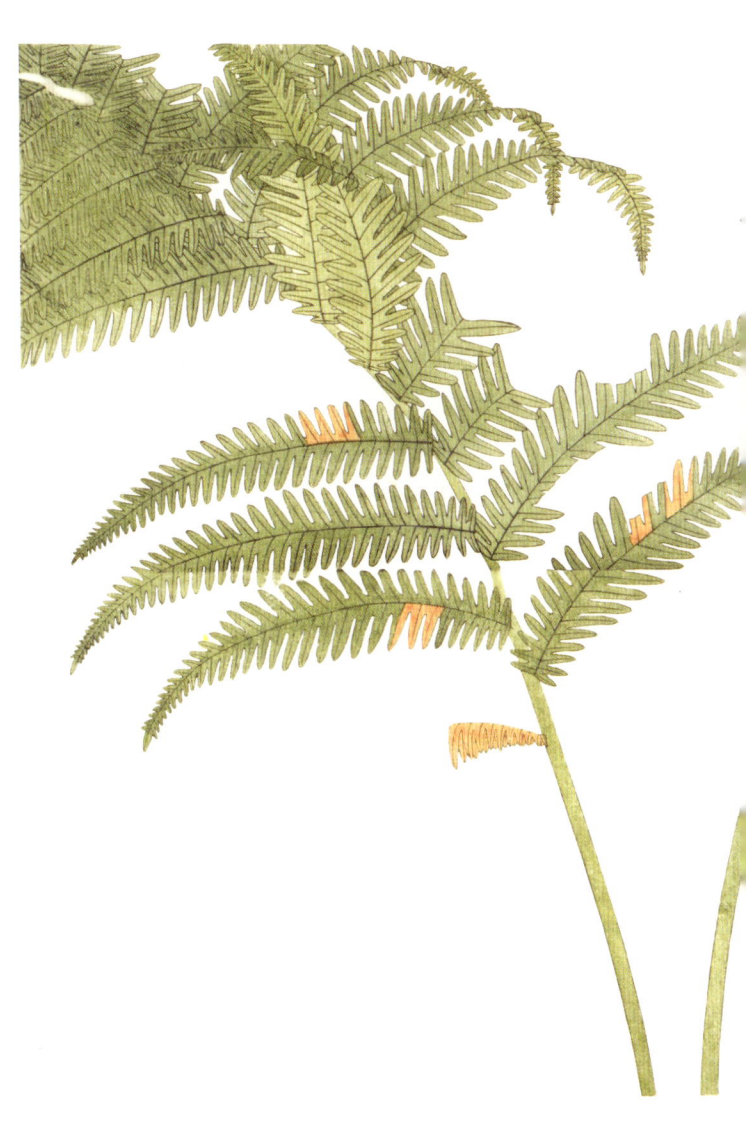

仙茅

神奇的"独脚仙茅"

别名 地棕、独茅
分类 仙茅科,仙茅属
习性 喜温暖、喜湿润,稍耐干旱和荫蔽
功效 温肾壮阳,祛除寒湿

相传南海有一座风景优美、气候宜人的小岛,岛上一年四季温暖如春,花花草草生机勃勃,岛上居民生活幸福美满。其中一户住着一位母亲和她的孝顺儿子石茅。

有一次,岛上突发一种让人时冷时热的怪病,只有石茅一人幸免。大家被病痛折磨得郁郁寡欢、脾气暴躁,石茅便肩负起了照顾母亲和乡亲们的责任。他不怕苦、不怕累,没日没夜地为大家采药、煎药。可是大家的病情非但没有好转,反而愈演愈烈了。

看着最亲近的人饱受病痛的折磨,自己却帮不到他们,石茅心如刀绞,经常一边煎药、一边哭泣。

一天,"八仙"之一的铁拐李恰巧路过此地,得知此事后非常欣赏石茅的善良和孝顺,略施法术,石茅面前便出现了一只凶神恶煞的野兽。野兽递给他一把斧子,说:"要想救你的母亲和乡亲们,就用这把斧子砍断自己的一条腿,用剩下的一条腿走路。这样,在你走过的地方便会长出能救他们性命的草药。"

仙茅,又名地棕、独茅,为仙茅科仙茅属单子叶植物。根状茎直立生长,延长可达30厘米;地上茎不太明显;叶狭长,呈披针形。花期6—8月。

仙茅多生长于海拔1600米以下的林下草地或荒地上,多分布于我国四川、贵州、广东、广西、湖南、湖北等地。

石茅想到生命垂危的母亲和痛苦不堪的乡亲们，便举起斧头，狠了狠心，朝着自己的左腿砍了下去。他顾不得处理伤口，马上站起来用剩下的一条腿蹦着走路。他刚走了一步，就痛得摔倒在地上。这时，他惊喜地发现就在自己刚刚走过的地方真的长出了一株小草。他忍痛站起来又走了几步，看到走过的地方都长出了小草，便赶紧把小草收集起来带回去给大家煎药。

他的母亲和乡亲们服了药后，都渐渐康复起来。石茅除了照顾他们，还仍在蹦着走为他们采药。越来越多的人恢复如初，石茅却终于体力不支昏倒在地上。

铁拐李远远地观望着这一切，满意地点了点头，又略施法术，让石茅的左腿重新长了回去。

后来石茅仙骨练就，也成为一位神仙。当地人为纪念石茅，便把石茅采集到的这种草药称为"独脚仙茅"。

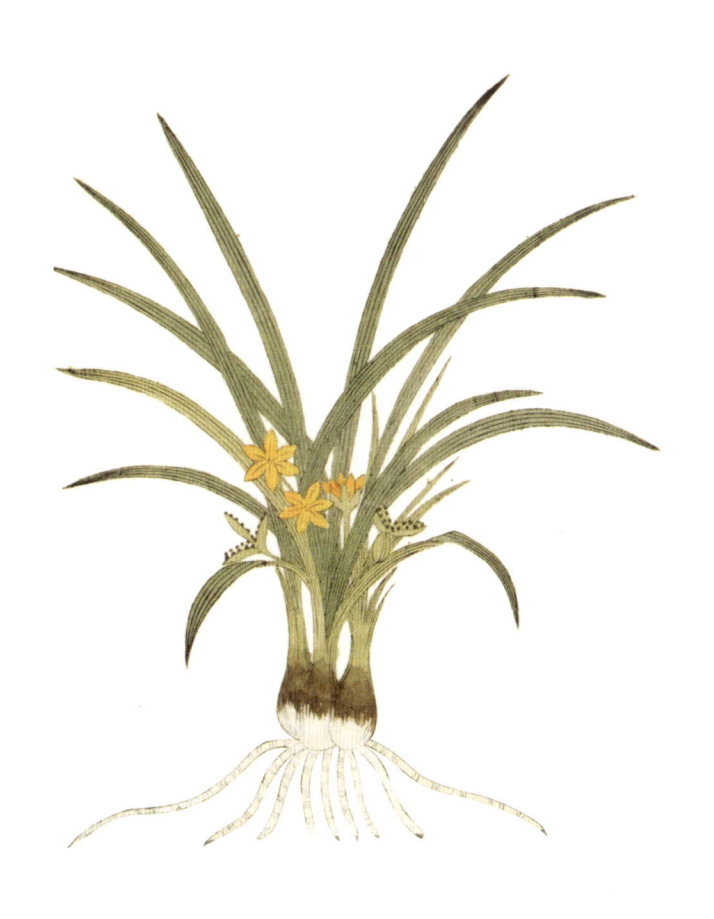

白头翁

像老爷爷的白头发的植物

别名 奈何草、粉乳草
分类 毛茛科、白头翁属
习性 喜凉爽、喜干燥、耐寒、耐旱
功效 治热毒血痢（lì）、温疟（nüè）寒热

白头翁是一种观赏价值与药用价值兼具的植物，有关它和神秘老人的传说一直流传至今。

牛头山下的村子里有位年轻人叫阿宝。有一天，阿宝一人在家，肚子疼得厉害，但正赶上农忙时候，村子里的人都下地干活去了。阿宝只好捂着肚子，一个人踉（liàng）踉跄（qiàng）跄地想去村子旁边的镇里找郎中。刚走到村口，他就痛到失去知觉，一头倒在了路边的草地上。

不知道过了多久，阿宝醒来，看见旁边站着一位白发苍苍的老爷爷。老爷爷询问："孩子，你怎么睡在了地上？"

阿宝擦着眼泪答道："我肚子疼，本来要去镇上找郎中的，可我实在是走不动了。"

老爷爷说："傻孩子，肚子疼该找草药啊！吃了草药就不会疼了。看看你周围的地上，长满了治病救人的宝贝呢，你又何必舍近求远去镇子上找郎中呢？"

白头翁，又名奈何草、粉乳草，为毛茛科白头翁属多年生草本植物。全株被白色长茸毛；根状茎呈圆锥形，外皮黄褐色；叶呈卵形或椭圆形。花期4—6月，果期6—7月。

白头翁向阳、耐寒，喜欢凉爽、干燥的气候，原产于我国东北、华北等地区的山坡、田野间，野生的居多，也有人工种植的。

阿宝疑惑地问老爷爷："我要找的草药是哪一个呀？"

老爷爷用拐棍指了指阿宝身边的那块草地，只见草地上立着一株头顶长着白色茸毛的绿草。老爷爷说："看见了吗，孩子，这便是你要找的草药。你挖几棵回去熬汤，连喝几次肚子就不疼了。"

阿宝听了老爷爷的话，把草药挖回家煮着喝，一连喝了三天，肚子果真不再疼了。街坊邻居们来看望阿宝，阿宝便高兴地告诉他们白头发老爷爷和神奇草药的故事。从此，人们便管这种头顶白色茸毛的绿草叫"白头翁"了。

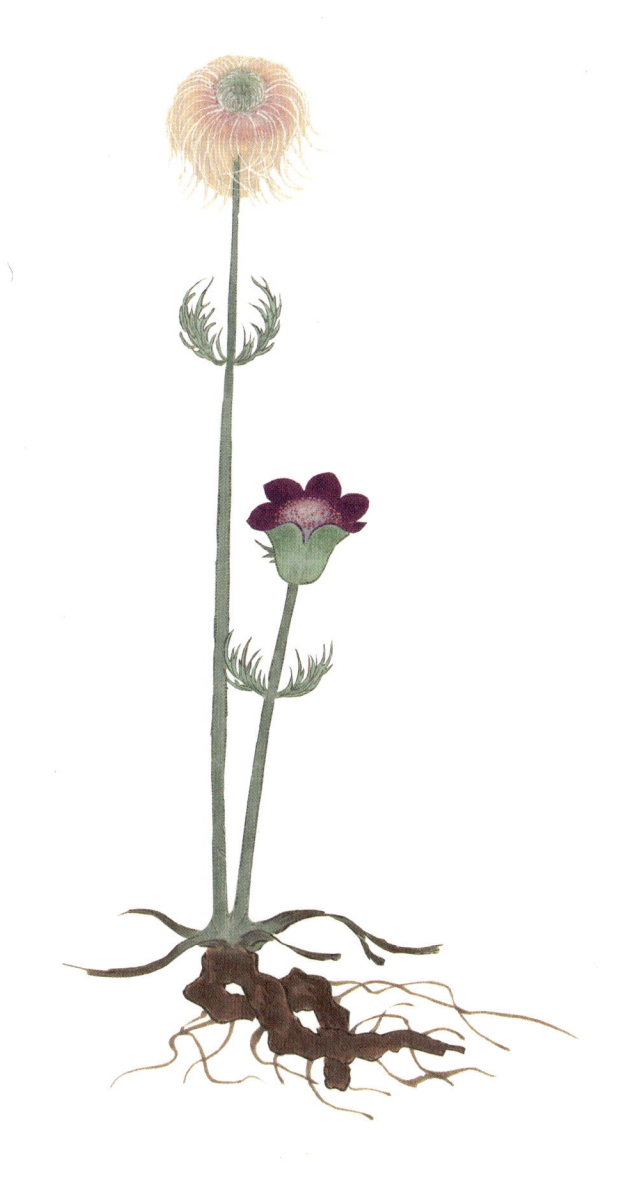

白前

清热降气的白前

别名 芫（yuán）花叶白前、水竹消

分类 夹竹桃科，白前属

习性 阳性植物，喜光照

功效 祛痰镇咳，清肺热，降肺气

相传华佗在河南行医时，有一天路过一个叫白家庄的村子。

正赶上暴雨天气，华佗便在一家白氏客店里住了下来。

晚上，华佗睡着睡着被一阵孩童的啼哭声吵醒。他起身一听，那孩童的哭声里还夹杂着咳嗽声。他只好爬起来，叫来客店老板询问："是谁家的小孩在哭呀？"

白老板如实答道："回客官，是小人邻居家的小孩。"

华佗叹气，说："这孩子病得这么重，若错过了医治时机，恐怕难活到明天中午！"

白老板听到这等丧气话，怒道："客官你怎能如此恶毒，竟咒人家孩子死啊！"

华佗向白老板道明自己行医多年，刚刚所言皆为经验之谈，绝没有半句虚言。

白老板见华佗一身正气，相信了他说的话，想了

白前，又名芫花叶白前、水竹消，为夹竹桃科白前属直立矮灌木。根状茎匍匐，呈圆柱形，可入药；叶呈披针形或线状披针形。花期5—8月，果期9—11月。

白前常生长于海拔100～300米的河岸、江边或丘陵等地，在我国江苏、浙江、福建、江西、湖南、广东、广西和四川等地均有分布。

想又连忙说道："行医者都有一颗菩萨心肠，小人可否请神医帮忙救救那家小儿的性命。"

华佗爽快回答："你且领我前去看看。"

于是白老板打开后门往左一转，领着华佗敲开了邻居家的门。

门一开，白老板便向邻居道明了来意。那家人听说有人来给孩子瞧病，连忙把人请进了屋里。

华佗进屋看了看那家孩童的脸色，切过脉后，说："若要救这孩子性命，需要一味草药才行。"

孩子父亲忙问："是何种草药？"

华佗向孩子父亲要了一盏灯笼，说道："下着大雨不太好找，你在前面打着灯笼，我亲自来找吧！"

雨越下越大，孩子的父亲打着灯笼走在前面，华佗则躬着身子四处找。终于，他在客店门前的河沟边找到了想要的草药。

华佗将草药的根部煮了汤给孩子喝下，又将叶片交给孩子的父母，嘱咐他们："以后照着这叶子去寻草药，这孩子的病还需再喝上几次药汤才能根除。"

孩子的父母谢过华佗，又送其回客店歇息，打算第二天一早再拿上礼物到店里去好好谢谢他。

谁知华佗回到客店里只休息了片刻，在天还没亮的时候就急着赶路走了。

孩子的父母照着华佗留下的叶子挖了几次草药，将孩子的病彻底治好了。他们逢人便夸华佗是神医在世，并把草药起名"白前"，因为它是华佗在白老板的店铺门前挖到的。

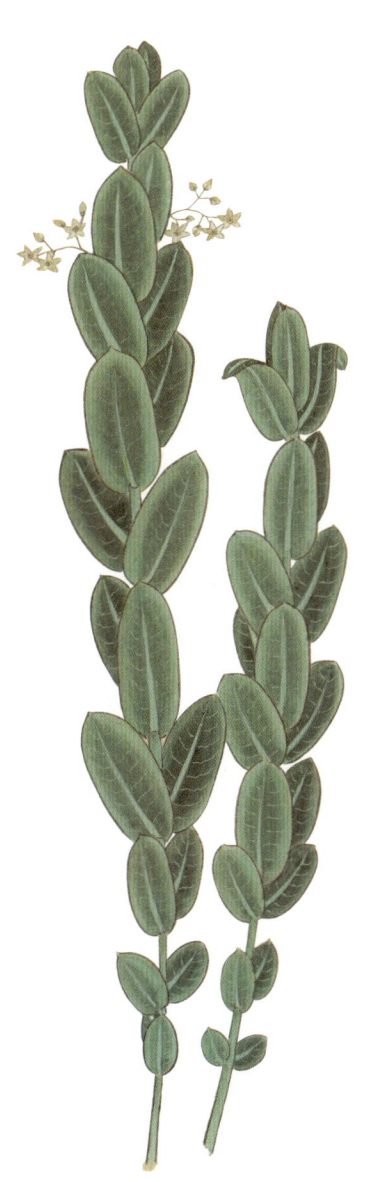

白薇

挤出白色乳液的白薇

别名 白龙须、白马薇
分类 夹竹桃科,白前属
习性 喜温和、喜湿润
功效 清热散肿,生肌止痛

古时候,有一年秋天,天下不太平。一个村落里,能跑的都举家搬迁到远方避难去了。但有一个书生因生病走不了,他的妻子就留下来照看他。

一天夜里,妻子正在煎药,忽然听见一阵急促的敲门声。妻子怯怯地向门外看去,原来是一个满身是伤的士兵。妻子开门将他迎了进来,又准备了衣物让他换上。

不一会儿,敌军来了。敌军首领询问妻子:"有没有见过一个受伤的士兵?"妻子淡定地回答:"军爷,我没见过什么士兵,家里只有生病的郎君和一位治病的先生。"

敌军首领向屋里看去,只见床上的确躺了一个生病的男子,而另外一个男人则在有模有样地煎着药,看着挺像治病先生。

敌军首领心想:这大冷的天,将士们搜了整个村连个人影也没见着,好不容易搜到个有人住的人家,怎么也要搜点东西再走。

白薇,又名白龙须、白马薇,为夹竹桃科白前属多年生草本植物。根呈须状。地上茎呈圆柱形,根和地上茎皆可入药;叶柄上的叶片对生,呈卵形。花期5—7月,果期7—10月。

白薇多分布于我国河北、山西、四川、贵州、西藏等地的山地疏林或灌丛中。

于是，他命令手下搜值钱的东西。这年头，老百姓手里怎么可能还有值钱的东西？最终，敌军把唯一剩下的一点粮食拿走了。

敌军队伍走后，得救的士兵十分愧疚，觉得是自己连累了书生夫妇。他向书生夫妇保证，自己在当兵之前有过一段行医经历，一定能够治好书生的病。第二天，他天亮就去采药，回来的时候带了一些开着紫色花朵的野草。士兵将野草的根部洗干净后放锅里煮成汤，端给书生喝下。书生喝下后，果真气色有了好转。

士兵嘱咐书生的妻子每日按时给书生煎药服用，他担心会再次连累书生夫妇，遂不敢久留，匆匆辞行了。走时，他留下了自己的姓名，说日后有缘还会再回来看望。

一个月后，书生能下床了，可是那位士兵再也没有回来。书生记得士兵的名字叫白威，为了纪念他，就把士兵为他采回来的草药命名为"白薇"。

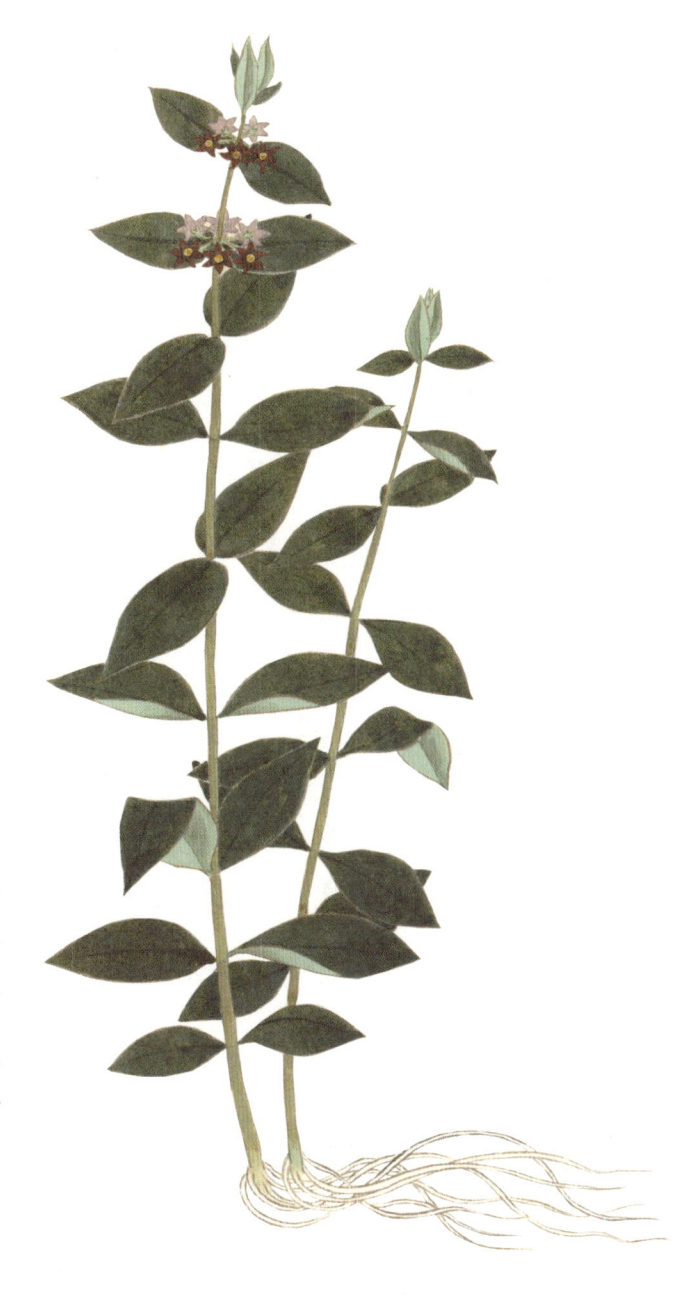

第一章　山草：长在大山里的宝贵草药　｜　039

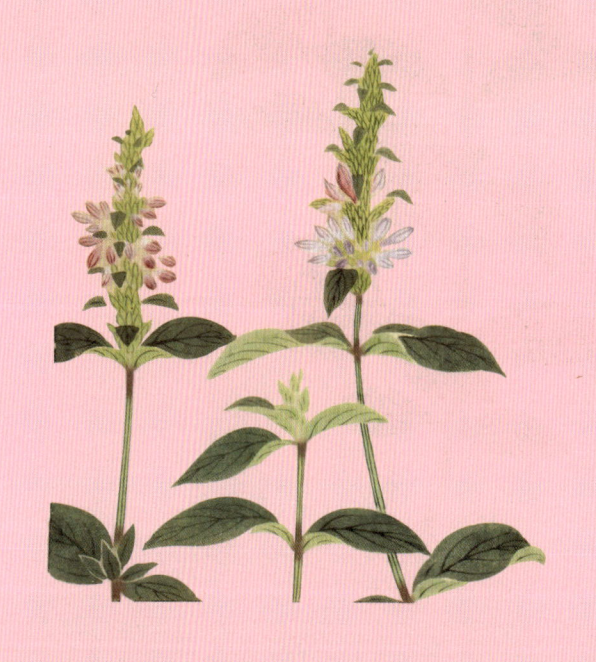

第二章

芳草：闻起来香香的草药

当归

送给女性的"人参"

别名 干归、文无
分类 伞形科，当归属
习性 喜高寒、喜凉爽
功效 补血活血，调经止痛

《本草纲目》记载："当归调血，为女人要药。"关于当归还有一个美丽的传说。

相传在很久以前，岷（mín）山山脚、渭（wèi）水上游住着一对恩爱夫妻，丈夫名叫荆夫，妻子名叫秦娘。

秦娘生下孩子后得了产后血症，荆夫四处求医，可是秦娘的病情没有一点儿好转。

一天，他们家门口来了一位老道人。老道人说自己就住在峨眉山山脚，负责管理百草，眼下要治秦娘的病只欠一味草药。

荆夫忙问："是什么草药呢？"

老道人摸摸胡子，问道："你可愿意随我去峨眉山上采药？"

荆夫点了点头，与妻儿告别，收拾行李随老道人来到峨眉山。

老道人带着荆夫上山采药。他指着一株紫茎、绿叶、开着白花的植物对荆夫说："这就是你要找的草

当归，又名干归、文无，为伞形科当归属多年生草本植物。根棕黄色，呈圆柱形，带有浓郁香气，可入药；地上茎光滑，无毛，大体为绿色，偶带白色或紫色。花期6—7月，果期7—9月。

当归喜欢高寒、凉爽的气候，在我国云南、四川、陕西、湖北等地均有种植。

药,现在正在开花,要想得到成药,最少需要三年时间。这三年里要精心护理,施肥、除草样样少不得,若是少了,需要的时间会更久。"

荆夫按照老道人的指点,每日辛勤打理草药,到了第三年,终于得到了成药。荆夫想念妻儿,恨不得立即飞回妻儿身边。

临行前,老道人将草药全部捆在一起,放进荆夫的背篓里。荆夫走在回家的路上,耳边回荡着老道人送他时唱的歌,其中一句唱道:"秦娘病重,正盼你归,当归,当归!""当归"之名便由此而来。

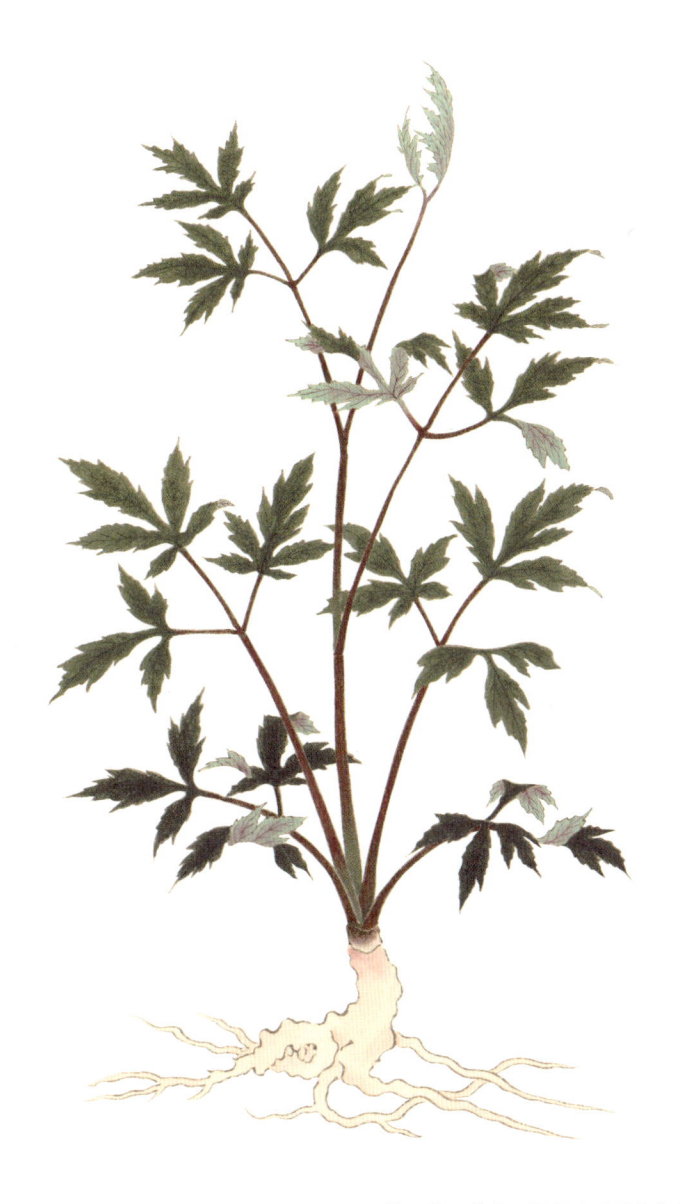

川芎（xiōng）

草里的一朵朵小"云彩"

别名 山鞠（jū）穷、芎䓖（qiónɡ）

分类 伞形科，藁（ɡǎo）本属

习性 喜气候温和、喜雨量充沛

功效 行气开郁，祛风燥湿，活血止痛

唐朝初年，"药王"孙思邈（miǎo）带着他的徒弟从终南山云游到了四川的青城山。他们一路采药，累时就坐在山石上面歇脚。

有一次师徒二人歇脚时，看见青松林中的山涧有几只漂亮的白鹤在嬉戏，尤其是那只体形较大的雌鹤，头顶朱丹冠，好看极了！

师徒二人正看得出神，忽然听见鸟儿发出惊叫。他们走近一瞧，只见那只体形较大的雌鹤垂首哀鸣，双脚不停地颤抖。

孙思邈心里明白，雌鹤一定是患了某种急病，可是他也不知该如何医治，歇息够了便带上徒弟离开了。

第二天清晨，天刚刚亮，师徒二人又来林中采药。没过多久，他们又听到了熟悉的白鹤叫声。只见几只白鹤嘴里都叼着一些叶子，还不时掉落几片下来。孙思邈见状命徒弟将掉在地上的叶子捡起来收好。

川芎，又名山鞠穷、芎䓖，为伞形科藁本属多年生草本植物。根发达，具浓烈香气；地上茎有纵条纹；叶呈卵状三角形或卵状披针形。花期7—8月，果期9—10月。

川芎多生长于山地疏林、林缘或路旁，在我国四川、云南、贵州等地均有分布。

隔了一天，师徒二人再次来到青松林。他们抬头一看，又有几只白鹤在空中盘旋，这次它们嘴里叼的不再是叶子了，而是白色的小花。白鹤一边飞，小花一边掉。孙思邈又命徒弟将掉下来的白色小花捡起来收好。

几天过去了，师徒二人忍不住专程来青松林看白鹤，想看看那只雌鹤的病好了没有。在一片绿绿的草地上，他们发现了那只生病的雌鹤，它现在已经恢复了健康。

不仅如此，那片草地上长的植物的叶子和前几天白鹤嘴里叼着的草叶一模一样，植物上还开着白色的小花。

孙思邈本能地想到，或许正是这种植物治愈了雌鹤的急病。他将植物带回去仔细观察、研究，发现其有活血通经、祛风止痛的作用。他兴奋极了，忍不住吟诵："青城天下幽，川西第一洞。仙鹤过往处，良药降苍穹。"因此草药是在四川发现的，"川芎"一名便由此诞生了。

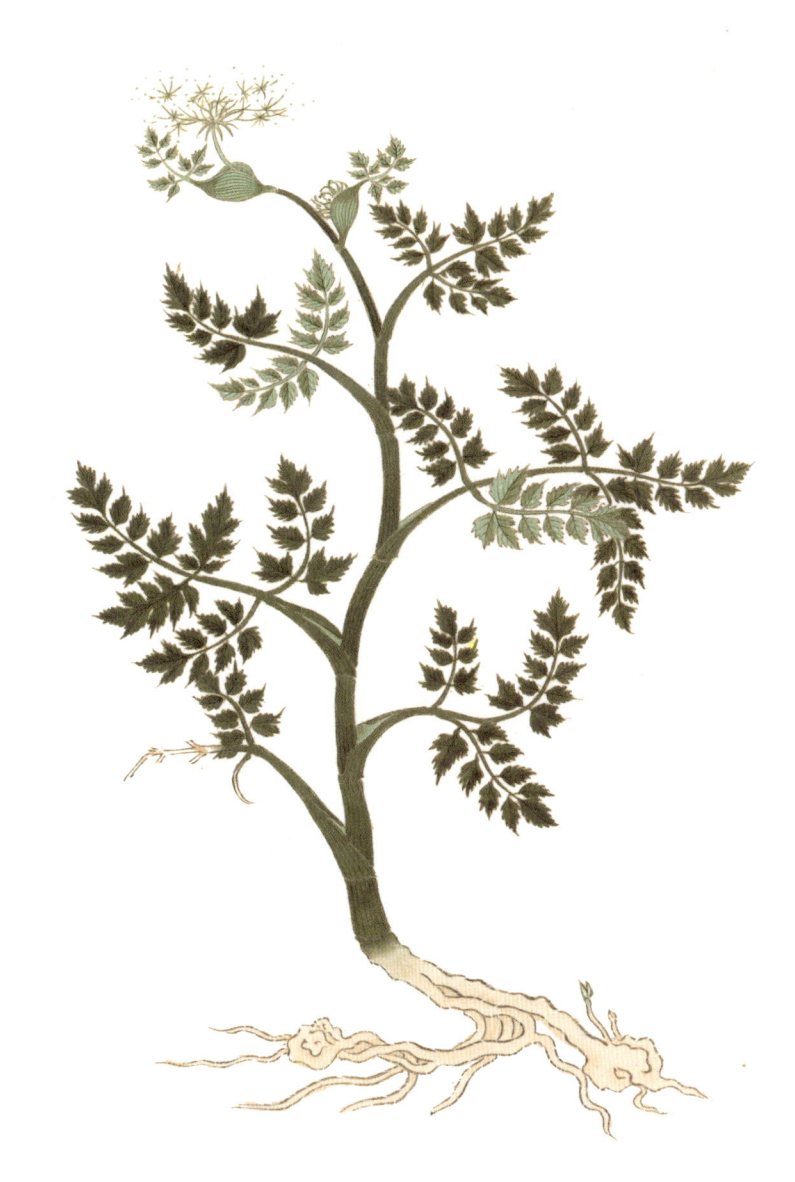

白芷（zhǐ）
可爱、漂亮的小白花

别名 川白芷、芳香

分类 伞形科，当归属

习性 喜温和、喜湿润，耐寒

功效 治头痛、齿痛等

据说在北宋初年，某富商家里有一位千金，每月来月事时都疼得下不了床，日子久了身体越发虚弱，容颜也越发憔悴。

富商疼爱女儿，跟着食不甘味、夜不成寐（mèi）。可当地的名医怎么都治不好这位小姐的病。最终，富商决定带着女儿去京都寻找名医。

马车行到半路时，小姐的经痛又发作了。这时恰巧有一位采药老翁前来讨水喝。老翁得知小姐的情况后，从药筐里拿出一束白芷相赠，说是可以为小姐止痛。

富商半信半疑，确保白芷无毒后，便将白芷洗净煎成汤后喂女儿服下。喝过一次后，小姐的疼痛就减轻了，数次之后疼痛彻底止住了。从那以后，用白芷治疗女性痛经之症的办法便在民间流传开来。

白芷，又名川白芷、芳香，为伞形科当归属多年生高大草本植物。根呈圆柱形，可入药，有浓烈气味，外表皮黄褐色或深褐色；地上茎中空，有纵向的长沟纹；叶呈卵形或三角形。花期7—8月，果期8—9月。

白芷耐寒，喜欢温和、湿润、阳光充足的环境，一般生长于海拔200~1500米的林下、林缘、灌丛和溪旁，分布于我国东北、华北等地区。

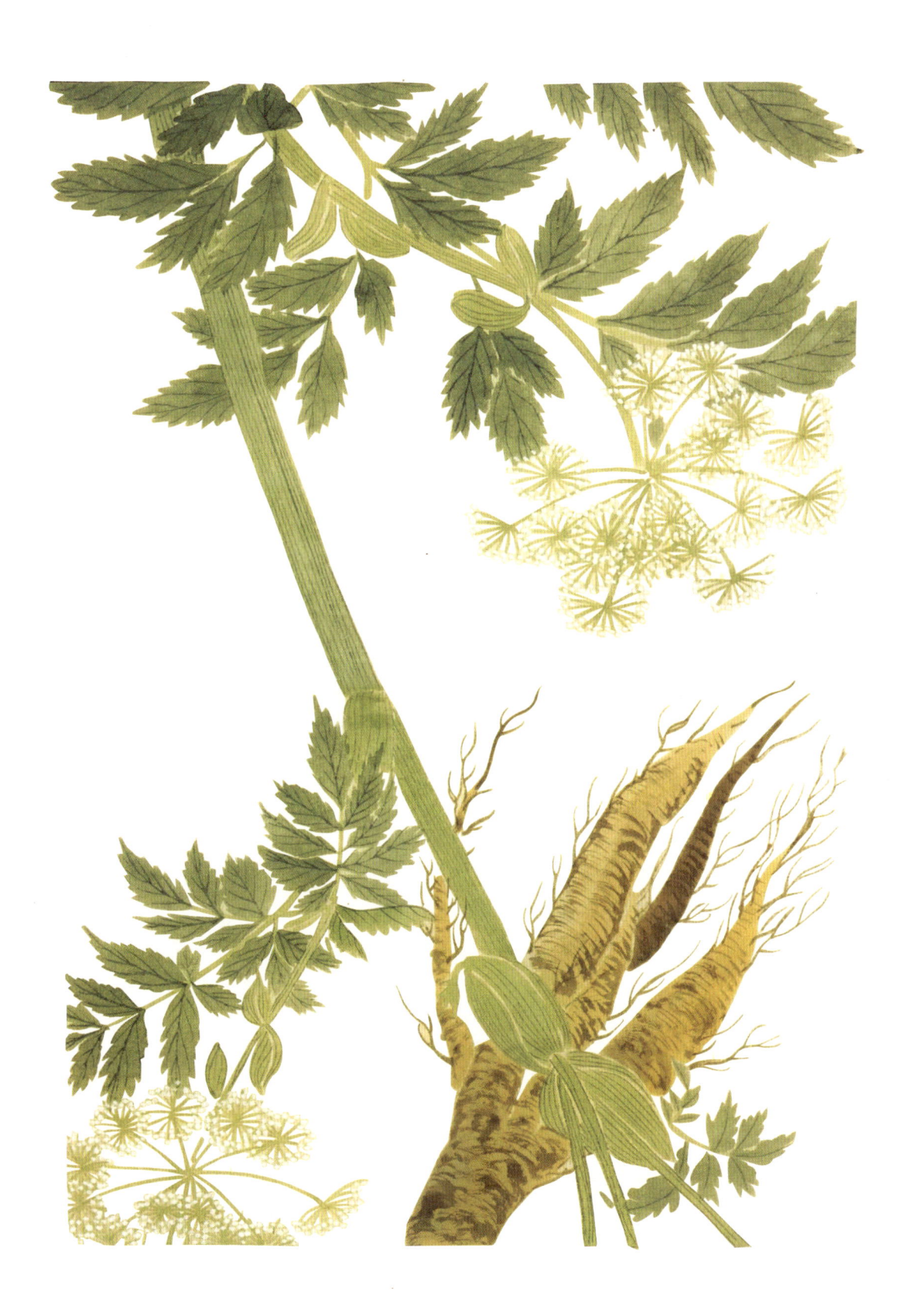

第二章 芳草：闻起来香香的草药

高良姜

长在野外草丛里的姜

别名：蛮姜、小良姜
分类：姜科，山姜属
习性：喜高温，不耐寒
功效：治脘（wǎn）腹冷痛

　　高良姜在宋朝曾因为大文豪苏轼得到了皇帝的青睐。

　　此事还要从1097年苏轼被贬去海南说起。相传苏轼在去海南赴任的途中，曾因体力不支昏倒在一处名叫徐闻的地方，是当地的一户村民好心收留了他，并为他请来郎中调养身体。

　　可是喝了药的苏轼依然不见好转，整日昏昏沉沉、茶饭不思，还上吐下泻，村民也不知该怎么办才好。

　　正当所有人束手无策之时，一位云游的江湖郎中路过此地，向该村民问路。闲聊时他得知苏轼的事情，便为他把脉诊治，发现苏轼的病主要是由水土不服加饮食积滞引起的，于是把背篓里刚刚采的高良姜切片煮汤给苏轼服用。

　　苏轼喝了用高良姜煮的汤后身子清爽了许多。又经过两天的调养，他的病终于好转了。

　　为了感谢村民和高良姜的救命之恩，苏轼还专门

　　高良姜，又名蛮姜、小良姜，为姜科山姜属多年生草本植物。根状茎棕红色或暗褐色，呈圆柱形，可入药；地上茎丛生，直立生长；叶无柄，呈线状披针形。花期4—10月，果期9—11月。

　　高良姜喜欢温暖、湿润的环境，在我国广东、海南和广西等地的荒坡灌丛或疏林中多有生长。

赋诗一首:"秦时明月汉时关,冠头岭上高良姜。香飘四季闻海内,本草遗风此处扬。"他对高良姜兴味颇深,病好以后还亲自上山采了高良姜准备带回海南仔细研究。

1101年,皇帝大赦,苏轼得以北归。途中,他又经过徐闻,特意在冠头岭一带买了一些高良姜带回了京城。

当时皇帝的爱妃病重,举国轰动。据说那位贵妃得了很奇怪的病,整日茶饭不思、精神不振。苏轼听来觉得贵妃的病症与自己之前的病症类似,遂带上高良姜进宫面圣。

皇帝听说苏轼来进献良药,立即召见了他,让他为自己的爱妃治病。贵妃喝下苏轼进献的汤药后,身子爽利多了。她胃口大开,当下就传御厨做了很多点心。

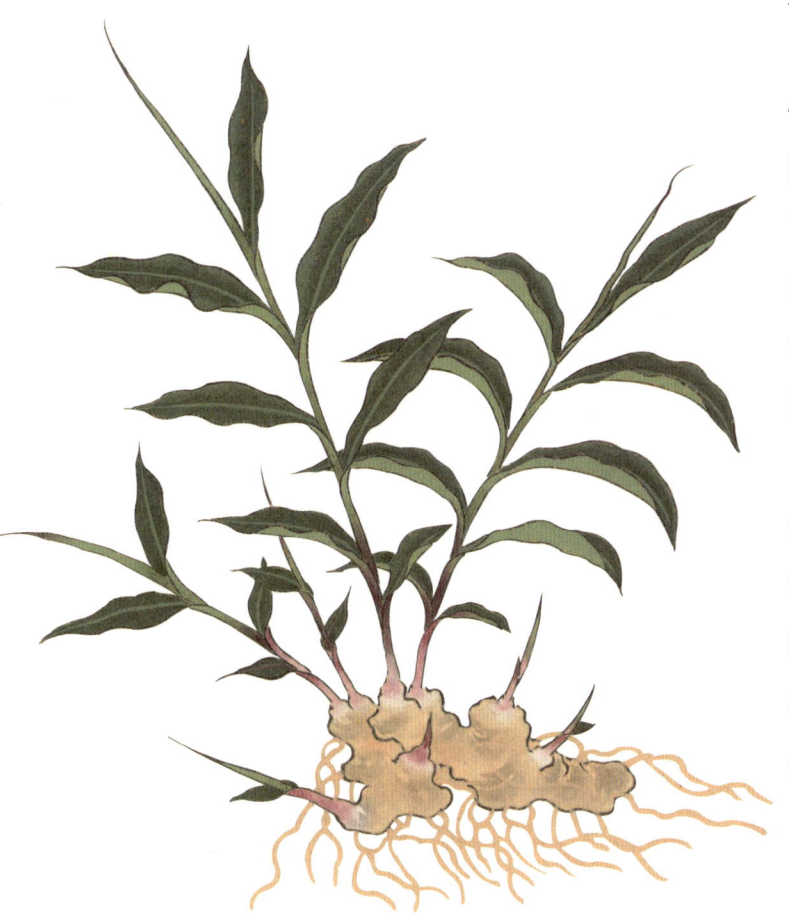

贵妃身体好了,皇帝也龙心大悦,赏赐了苏轼。贵妃询问苏轼是用了何种药材将自己治好的,苏轼便如实将自己在徐闻与高良姜有关的际遇说给贵妃听。

贵妃听说高良姜不仅是良药,还可作为煮菜的佐料食用,十分感兴趣,便建议皇帝将高良姜纳为贡品。这便是高良姜成为国之贡品的由来。

紫苏

紫色的香草

别名 桂荏（rěn）、白苏

分类 唇形科，紫苏属

习性 适应性强，较耐高温

功效 发汗，镇咳

相传有一年的农历九月初九重阳节，华佗带着徒弟去吃酒。他们来到镇上的酒肆，发现一群少年在比赛吃螃蟹。才一会儿，桌上的螃蟹壳就堆成了一座小山。

华佗上前劝告："螃蟹性寒，金秋不宜多食！"那群少年不识好人言，只当华佗眼馋蟹肉鲜美，其中一个少年当即掰（bāi）下一大块蟹肉，打发华佗去一旁安静点。

华佗无奈地叹了两声，又好心交代掌柜："螃蟹味美，却也性寒，待那一桌少年郎吃完先前那几碟，你万万不可再卖螃蟹给他们了！"

酒肆掌柜想多赚些钱还来不及，哪会听华佗的话。他把脸一沉，不悦道："就是出了事也不关你的事，你只管吃好你自己的酒，要是再妨碍我做生意，我可就轰人了！"

华佗只好坐下来，安安静静地和徒弟喝酒。过了一个时辰，那群少年忽然一个接一个地捂着肚子，疼得在地上直打滚。

酒肆掌柜吓坏了，忙跑过去询问怎么回事，那群少年却说："你家的螃蟹有毒，我们的肚子好痛！"

紫苏，又名桂荏、白苏，为唇形科紫苏属一年生草本植物。全株带有特异芳香；地上茎颜色为绿色或紫色；叶皱缩卷曲，展开呈阔卵形或圆形，可入药。花期8—9月，果期9—10月。

紫苏适应性强，对土壤要求不严，在我国各地均有分布。

酒肆掌柜急道:"怎么可能,我这么多年都在此卖螃蟹,也没见哪位客官吃了中毒。我去给你们请郎中来!"

这时华佗在一旁喊:"我就是郎中,我知道你们为什么肚子疼!"

其中一个少年一听有郎中,忙向华佗求救:"您快给我们瞧瞧,我们的肚子快疼死了!"

华佗回答:"别急,且等我取些药来。"说罢便转身出去了。徒弟忙跟上华佗的脚步,问他:"师父您是要回家取药吗?这路途遥远,我替您去取吧!"

华佗不慌不忙道:"不用回家,我刚瞧见酒肆外的洼地里就长着现成的草药呢!"师徒二人加快脚步走向洼地,从洼地里采了几棵紫色的草回来,并吩咐酒肆后厨熬几碗药汤,给那群少年服用。

那群少年服了药,肚子舒服多了。他们再三向华佗道谢后离去,回家的路上逢人便说华佗医术是如何高明。

徒弟回家后偷偷问华佗:"师父,您怎么知道这紫色的草能治那群少年的病?"

华佗笑道:"难道你忘了不久前我们亲眼看到水獭(tǎ)生吞了一条大鱼,肚皮都快被撑破了,它游到岸边啃了几口这紫色的草叶子,很快就舒坦自如地游走了吗?"

徒弟仔细回忆了一下,好像是有么回事,便说:"所以师父是看到水獭能用这紫色的草治病,便想到了人也能用这紫色的草治病,还果真把那群少年给治好了。师父,我们给这紫色的草取个什么名好呢?"

华佗想了想,说:"这草叶子是紫色的,吃到肚子里又很舒服,不如就叫'紫舒'吧。"后来,"紫舒"渐渐被叫成了"紫苏"。

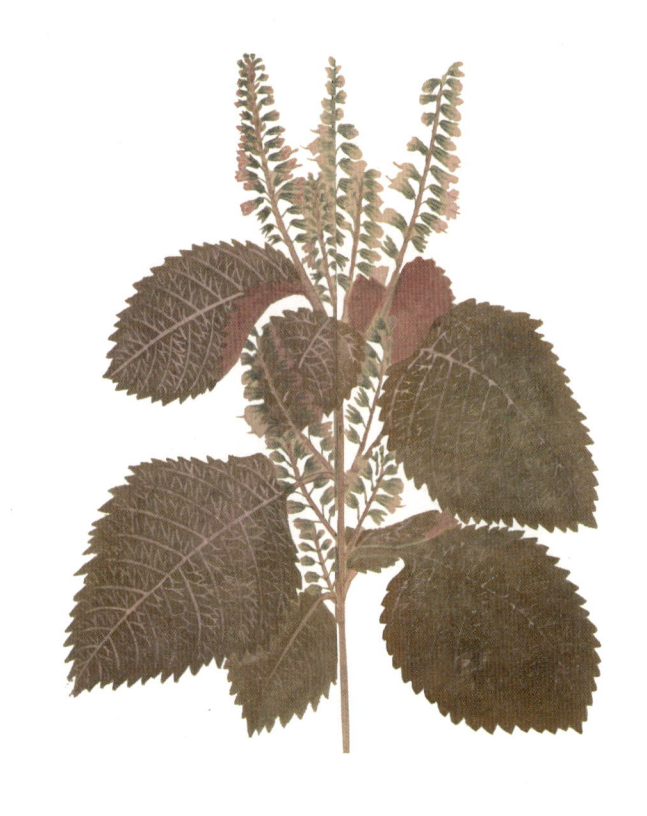

第二章 芳草:闻起来香香的草药

艾草

端午节家家要挂的植物

别名	冰台、艾蒿
分类	菊科，蒿属
习性	喜温暖、喜湿润、耐寒、耐旱
功效	温经，祛湿，散寒

唐朝有个叫崔炜（wěi）的书生，他有一天在集市上帮助了一位老奶奶。老奶奶很多天没有吃饭，饿得头昏眼花，走路摇摇晃晃，不小心冲撞了路边摊位上正在喝酒的客人。

那位客人很是生气，指着老奶奶的鼻子骂，见老奶奶没钱赔他酒，更是想要动手打人。

见此情景，崔炜心生同情。虽同样身无分文，但他还是脱下自己比较值钱的褂（guà）子替老奶奶赔了酒钱，还给她买了几个热乎乎的包子。

可当崔炜买好包子后，老奶奶却不见了。当天晚上，崔炜做了一个长长的梦，他梦见有一条青蛇向他道谢。青蛇说她就是白天那位老奶奶，非常感谢崔炜白天的帮助。为了报答他，青蛇特意送来了一些艾草。

崔炜不知道艾草有何用，青蛇便向他解释："这艾草妙用无穷，只需一点点就可以去除各种肿块。希望它能帮你完成心愿，娶一个贤妻。"说完，青蛇就

艾草，又名冰台、艾蒿，为菊科蒿属多年生草本植物。全株具有浓烈香气；主根明显，略微粗长；叶边缘具不规则锯齿，上面颜色为深绿色。全草可入药。花期7—10月。

艾草耐寒、耐旱，喜欢温暖、湿润的环境，多生长于荒地、草原、路旁、河边及山坡等地，在我国除少数高寒、干旱地区外均有分布。

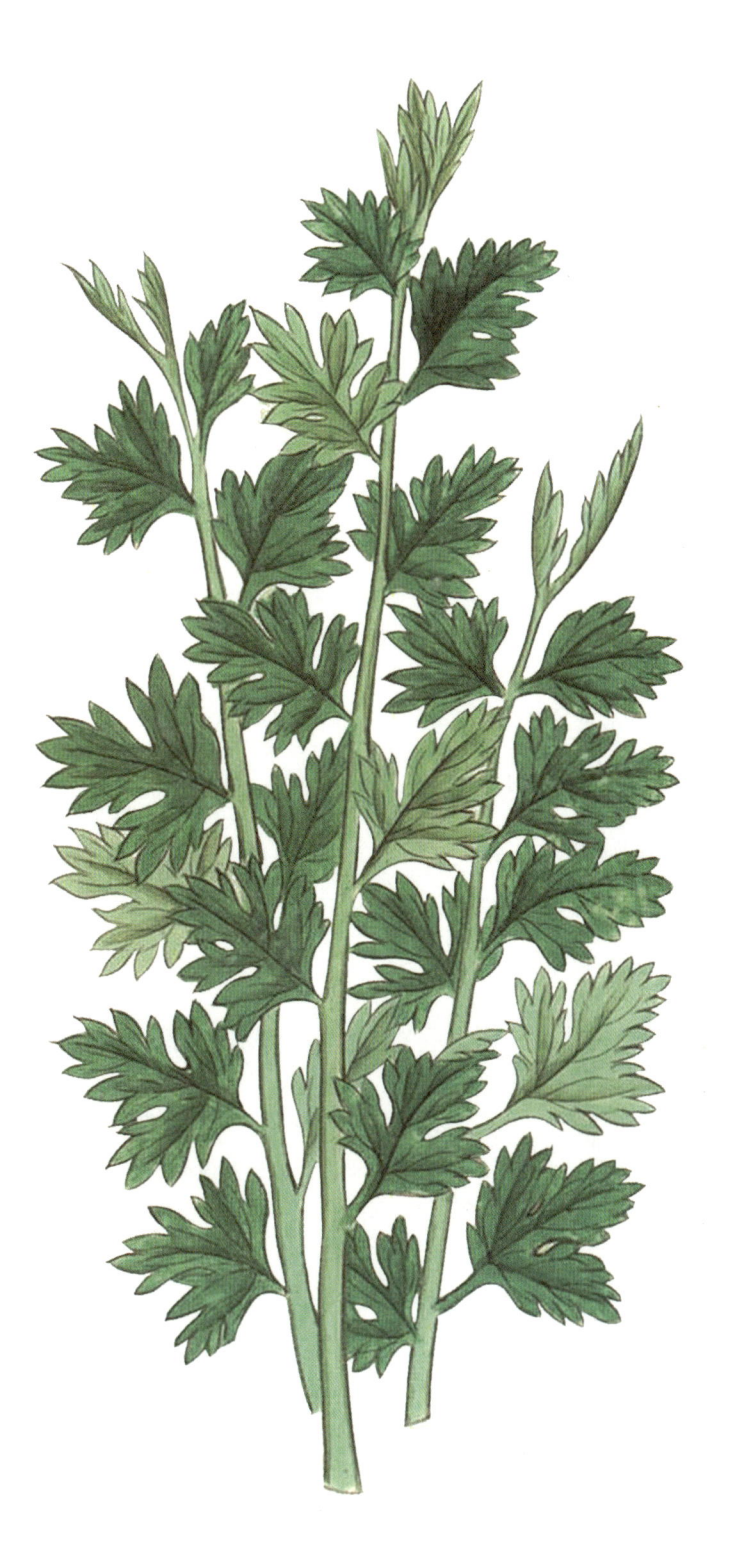

消失了。

第二天一早，崔炜醒来就看到床边摆着一束艾草，原来梦里的情景都是真的！可是崔炜左看右看，怎么也看不出来这小小的艾草有什么玄机。

他把艾草妥善保存了起来。没过多久，他听说镇子上有一个富贵人家的小姐头上长了巨大的肿块，怎么也消不下去。她的家人贴出告示，称只要有人医好小姐的病，就将那人招作姑爷。

崔炜抱着试一试的心态揭了告示。他给小姐敷上艾草，果然如青蛇所说，不到两天小姐头上的肿块就消下去了。就这样，崔炜娶了小姐。艾草的药效也因此引起人们广泛关注。

茺（chōng）蔚
对女性特别好的益母草

别名 益母草
分类 唇形科，益母草属
习性 喜温暖、喜湿润、喜阳光
功效 活血调经，利尿消肿

古时候，在大崮（gù）山山脚住着一个心灵手巧的女子，名叫秀娘。她婚后不久便怀了孕。

一天，秀娘在家里弹棉花，突然一只受伤的黄麂（jǐ）跑进屋里冲着她叫。秀娘明白黄麂这是在向她求救，便迅速将黄麂塞进自己正坐着的凳子下面，用衣裙遮盖好，又装作一副认真弹棉花的样子。

就这样，在猎人追过来的时候，秀娘靠聪明才智保住了受伤的黄麂。猎人走远后，秀娘将黄麂从凳子底下抱出来，对它说："快快向西边逃命去吧！"

黄麂似听懂了秀娘的话，泪眼汪汪地与秀娘对视了片刻，转身向西边逃去。不久，秀娘临盆，不幸难产，接生的稳婆用了各种办法都没效果，急得团团转。

这时，门口跑来一只黄麂，嘴里还叼着一株草药。众人还在疑惑中，便见那只黄麂径直跑到了秀娘身边，冲着秀娘叫。秀娘听到黄麂的呼唤，艰难地睁开眼睛。她认出了黄麂，知它是来报恩的，便命稳

茺蔚，又名益母草，为唇形科益母草属一年生或两年生草本植物。地上茎呈四棱形，直立生长，单一或有分支；叶对生，略呈圆形。全草可入药。花期6—9月，果期7—10月。

茺蔚多生长于山野、荒地、田埂及草地上，在我国分布较为广泛。

婆接过草药。

稳婆也是聪明人,手脚麻利地煎好汤药,喂秀娘喝下。秀娘服下了汤药,疼痛减轻,没多久就生出了胖娃娃。

从此以后,每逢产妇生产,稳婆都会为产妇准备这种草药。因其有益母体,助生养的功效,遂名为"益母草"。

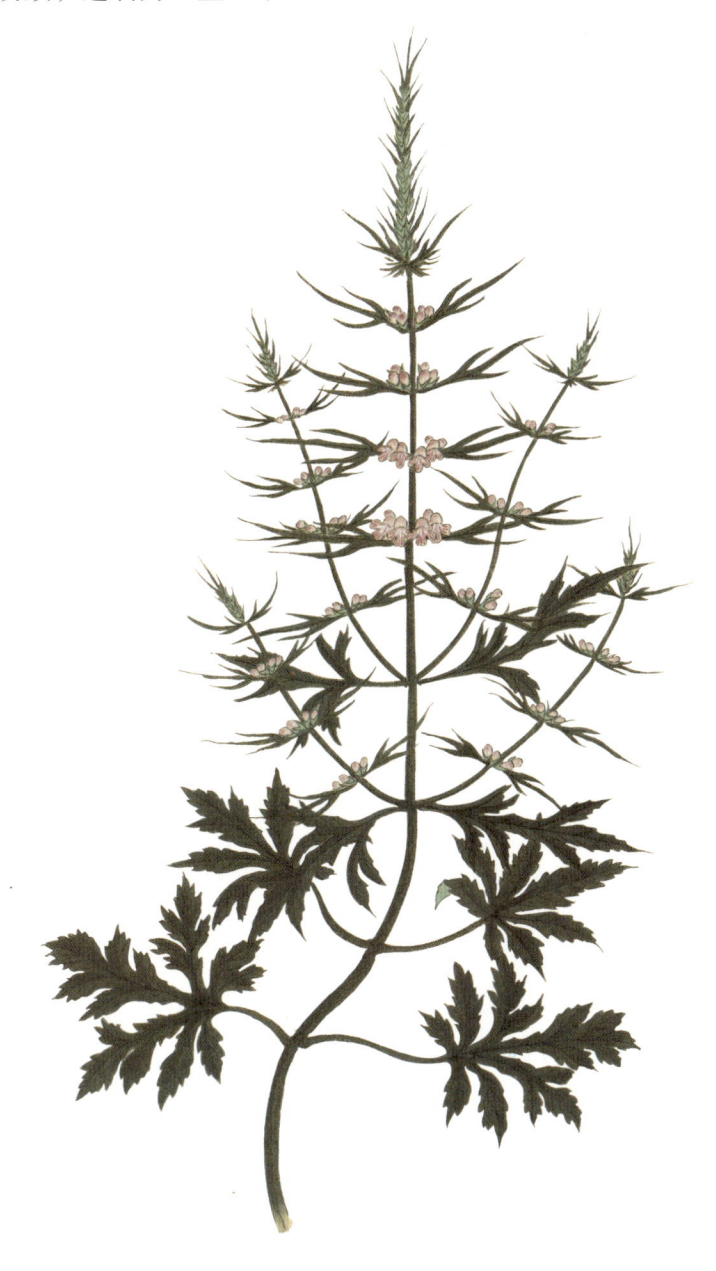

夏枯草

开出一串紫色小花的夏枯草

别名 麦穗（suì）夏枯草、铁线夏枯草

分类 唇形科，夏枯草属

习性 喜温暖、喜湿润、耐寒

功效 清热泻火，散结消肿

从前有一个书生名叫茂松，为人憨厚老实，自幼饱读诗书，可就是科举考试屡屡落榜。一次又一次的打击让茂松积郁成疾，脖子上面出现了包块，脸上也长了很多痘痘，有的已经溃破流脓（nóng）。多位郎中为他诊病后都用了疏肝解郁的方法，不过这种方法非但没有效果，反而加重了茂松的病情。

有人告诉他有位神医常年游荡在青山山脚，或许能治好他的病。抱着试一试的心态，这年夏天茂松踏上了寻医之路。

一日他来到一座山下，看见一片绿草如茵（yīn）、白花如雪的景象，如临仙境。他刚想找个地方歇息，不料却昏倒在地上。

茂松怎么也没有料到，这绿草如茵的仙境竟是神医的药圃（pǔ）。当时，神医正在给草药浇水施肥，见有人昏倒便立即跑来帮忙。茂松醒来，向神医谢恩并向其倾诉了自己的苦处。

神医听后表示愿意帮忙。他从药圃里摘来草药，

夏枯草，又名麦穗夏枯草、铁线夏枯草，为唇形科夏枯草属多年生草本植物。全株高约30厘米，密被白色茸毛；地上茎呈方形，颜色为红色；叶呈卵形或卵圆形；果穗可入药。花期4—6月，果期6—10月。

夏枯草多生长于路边、山坡、田野、草丛中，在我国大部分地区均有分布。

对茂松说："用这夏枯草上端的部分煎汤服下,数次后可保你痊愈。"

茂松谢过神医,回家煎汤服药。数次后,他的包块消了,脸上的痘痘也不见了。从此以后,夏枯草清热散结的功效深入人心。

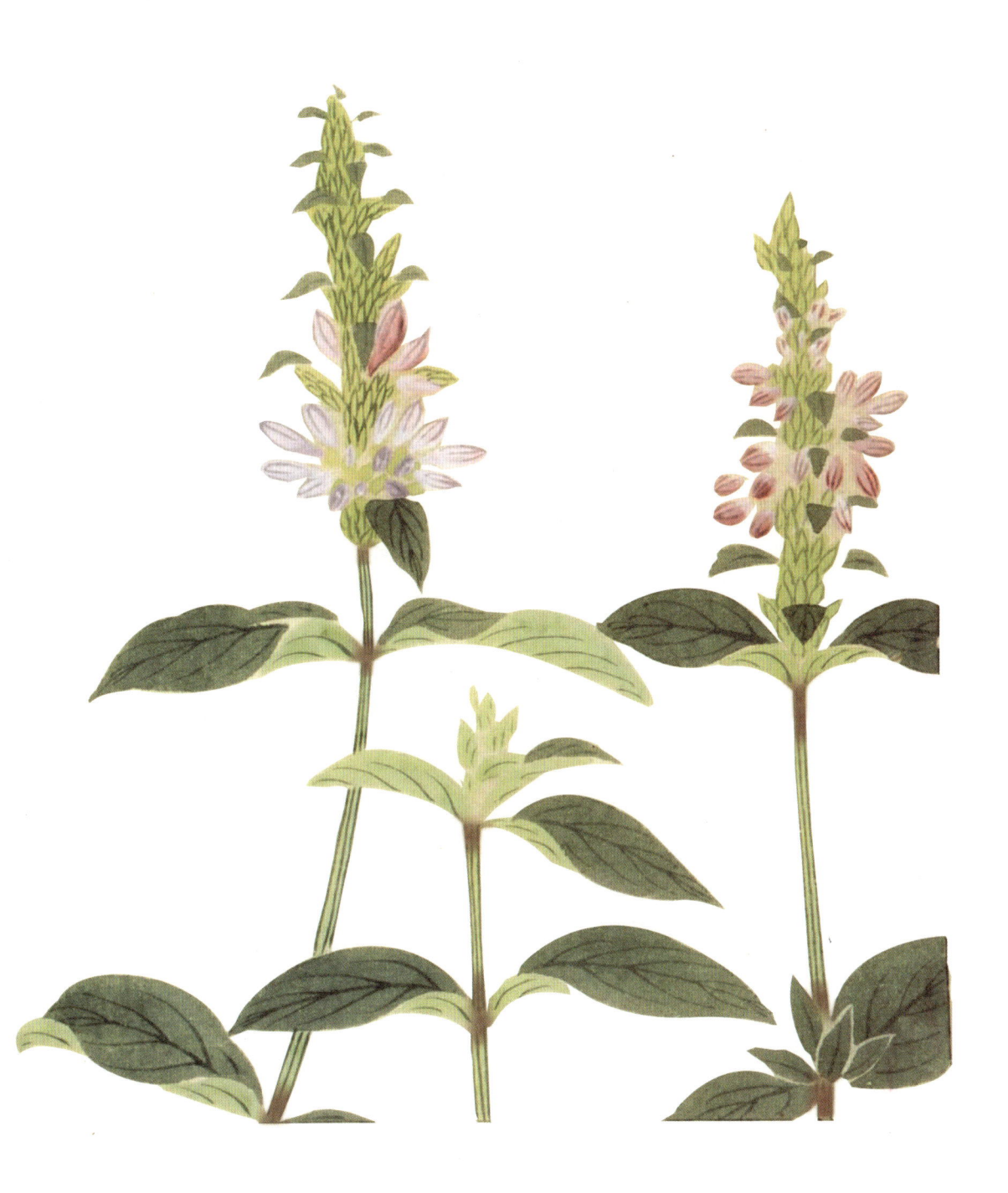

鼠曲草

叶像鼠尾巴的草药

别名	鼠麹（qū）草
分类	菊科，鼠曲草属
习性	对环境适应性较强，喜光照
功效	镇咳，祛痰，治气喘

相传有一年敌军入侵，百姓因此流离失所，衣食短缺，苦不堪言。人们为了生存下去，只好露宿野外，每天吃野草和树皮度日。

在这个过程中，人们会把那些味道好的野草记录下来，将它们的种子保存起来备用，鼠曲草便是其中的一种。

人们发现，鼠曲草不仅闻起来清香扑鼻，而且吃起来不像其他野草那么涩，反而有一丝丝甜味，吃过之后，身体上的一些小毛病［如咳嗽、水肿、皮肤瘙（sào）痒等］都能够得到缓解。

兵乱过后，人们的生活渐渐安定下来，便把之前保留的野草种子种植在房前屋后。春天来临时，人们会将鼠曲草嫩枝叶采下，洗净和面，制成鼠曲饼来吃，不仅美味，还能治病防病。

鼠曲草，又名鼠麹（qū）草，为菊科鼠曲草属一年生草本植物。地上茎直立，被白色棉毛，叶无叶柄。地上茎和叶均可入药。花期1—4月，果期8—11月。

鼠曲草多生长于低海拔的稻田里，在我国华东、华南、华中、华北及西北、西南各地区广泛分布。

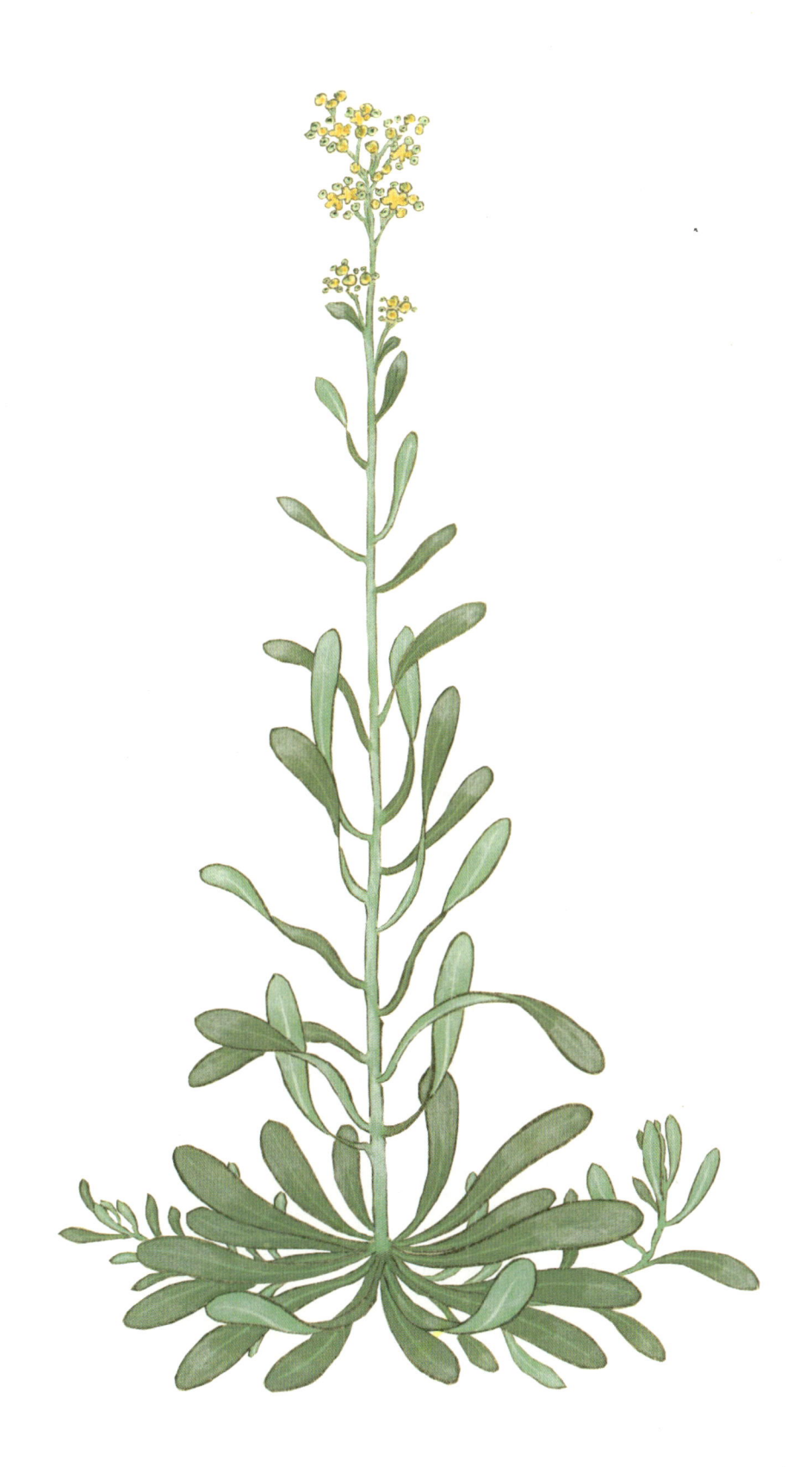

第二章　芳草：闻起来香香的草药

覆盆子

野外酸酸的小木莓

别名 复盆子、绒毛悬钩子

分类 蔷薇科，悬钩子属

习性 喜温暖、喜湿润，不耐旱

功效 固精，补肾，明目

　　古时候有个砍柴工，早上就出门上山砍柴。临近中午，他口渴难耐，又没有带水，便环顾四周想看看有没有什么可止渴的野果。一看，他发现有几棵小树上结满了红色的果子。那果子大小适中，表面有很多小棱，里面似乎有不少汁液，闻起来也很香。砍柴工就摘了一颗放进嘴里，果然酸甜多汁。

　　砍柴工原本有尿频之症，尤其到晚上更加频繁。吃了几次那野果之后，他感觉尿频之症明显改善，无须再频频起夜。为了验证野果是否真有治疗尿频之症的功效，砍柴工接着吃了一段时间，果然不久后尿频之症全好了，而且他整个人看起来也精神、强壮了很多。村里有同样病症和体虚之人知道后都纷纷到山上采这种果子吃。这果子后逐渐作为补肝益肾的草药被广泛应用。由于其许多果子聚在一起形似小盆，人们就为其起名为"覆盆子"。

　　覆盆子，又名复盆子、绒毛悬钩子，为蔷薇科悬钩子属灌木。全株高1~2米；枝褐色或红褐色；顶生小叶边缘有不规则粗锯齿或重锯齿；花直径1~1.5厘米，花瓣呈匙形，白色，花丝宽扁；果多汁，近球形，外表皮红色或橙红色。花期5—6月，果期8—9月。

　　覆盆子喜欢温暖、湿润的环境，不耐干旱，对土壤有较强的适应性，自然生长于山坡、路旁、溪边等处，在我国各地均有分布。

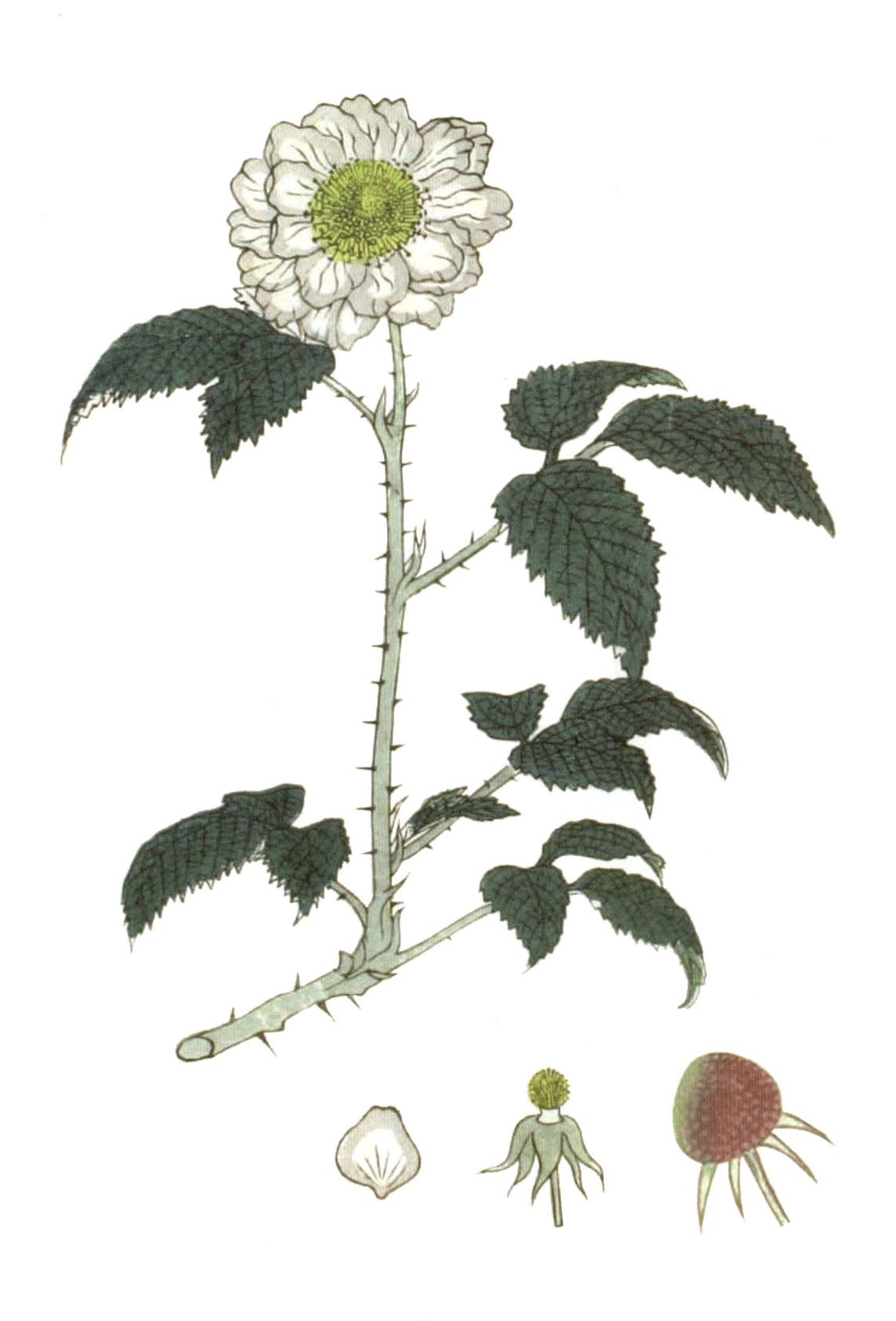

第二章　芳草：闻起来香香的草药

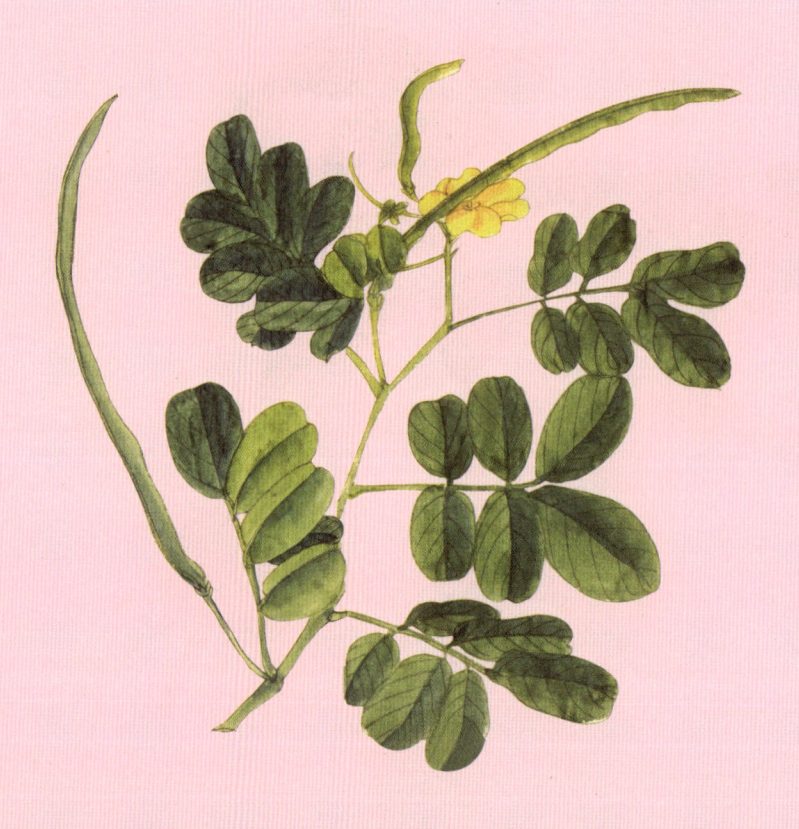

第三章

异草：名字奇奇怪怪的草药

荆三棱

野草一样的铁荸荠（bí qí）

别名 三楞（léng）果、铁荸荠

分类 莎草科、三棱草属

习性 喜温暖、喜湿润

功效 祛瘀通经，破血消症，行气消积

　　古时候，一个男子的肚子里长了一个包块，时不时就会疼，严重时会让人疼到昏厥。他因为太穷了，没有钱医治，任由包块越长越大，最终生命危在旦夕。临死之前，他请求家人一定要把这个折磨人的包块取出后再将他下葬。

　　他死后，家人按照他的遗愿，请人为他开腹取包块。在他的肚子里果然长着一颗比拳头还大、带有层层纹理的坚硬的包块。

　　偶然一天，男子的儿子把这个包块和上山采到的荆三棱放在了一起。谁知，这包块竟渐渐变小了。从此，荆三棱便被广泛用于破血行气、消积止痛了。

　　荆三棱，又名三楞果、铁荸荠，为莎草科三棱草属多年生草本植物。块茎呈圆锥形；地上茎光滑，直立；叶丛生，呈线形。花期、果期5—7月。

　　荆三棱多生长于水沟、沼泽等低洼处，分布于我国黑龙江、吉林、辽宁等地。

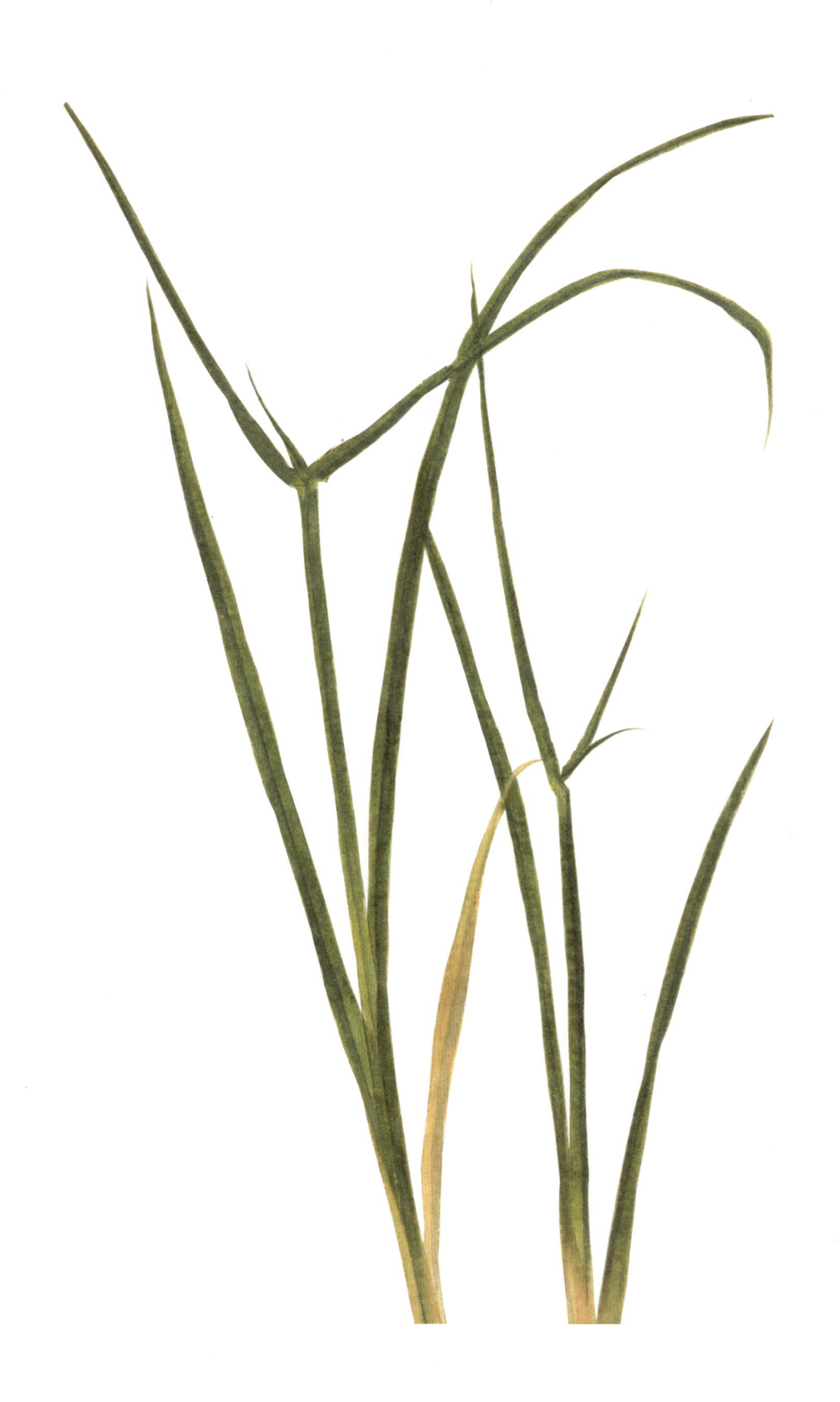

第三章 异草：名字奇奇怪怪的草药 | 065

灯芯草

长在水边的"水葱"

别名	水灯草
分类	灯芯草科，灯芯草属
习性	喜湿润、喜光照，耐一定的干旱
功效	清心火，利小便

古时候，有对夫妻生下一个可爱的女儿。可不久后，他们就发现孩子不会喝奶也不会哭，两只眼睛紧紧闭住，嘴角一直挂着口水，面色苍白，心跳微弱。夫妻俩赶紧请来村医诊治，可是村医摇摇头说没救了。

夫妻俩不肯放弃，多方打听得知有位姓陈的郎中善治小儿病症，便立即差人去请。陈郎中带着几棵细软长草风尘仆仆地赶来。他吩咐这对夫妻准备一个浴盆，倒入热水，再将草药揉碎倒入其中，用湿布蘸（zhàn）取盆中水擦拭幼儿身体。

一顿折腾后，幼儿还是一动不动，除了身上新增几处烫红的点点，与原来并无不同。夫妻俩焦急地询问陈郎中："这样我女儿就能醒过来吗？"

陈郎中十分肯定地答道："过几日就醒了。我过几天还会再来的。"说罢便离开了。

夫妻俩日夜精心地看顾女儿，隔几个时辰就给女儿擦一次身体。过了几天，女儿的眼睛真的睁开了，

灯芯草，又名水灯草，为灯芯草科灯芯草属多年生草本植物。根状茎粗壮，具多数须根；地上茎呈圆筒状，外具明显条纹，颜色为淡绿色；叶退化，呈刺芒状；茎髓（suǐ）可入药。花期4—7月，果期6—9月。

灯芯草多生长于海拔1650～3400米的河边、水沟边、池旁、稻田旁等，在我国黑龙江、吉林、辽宁、河北、陕西、甘肃等地均有分布。

心跳也渐渐变得有力。

等到陈郎中再来的时候，小家伙已经能被她母亲抱着喝奶了。夫妻俩见陈郎中来看望女儿，十分高兴，不知道该怎么感谢他才好。陈郎中看到天真可爱的孩童恢复了健康，也笑逐颜开。

后来，陈郎中带来的没用完的细软长草被邻居家的小孩拾走了，他们把它当作灯芯点着玩。谁知这看似普通的草叶点起来又明又亮。因为是陈郎中从他的家乡信宜灯芯塘带过来的草叶，于是人们都管它叫灯芯草。

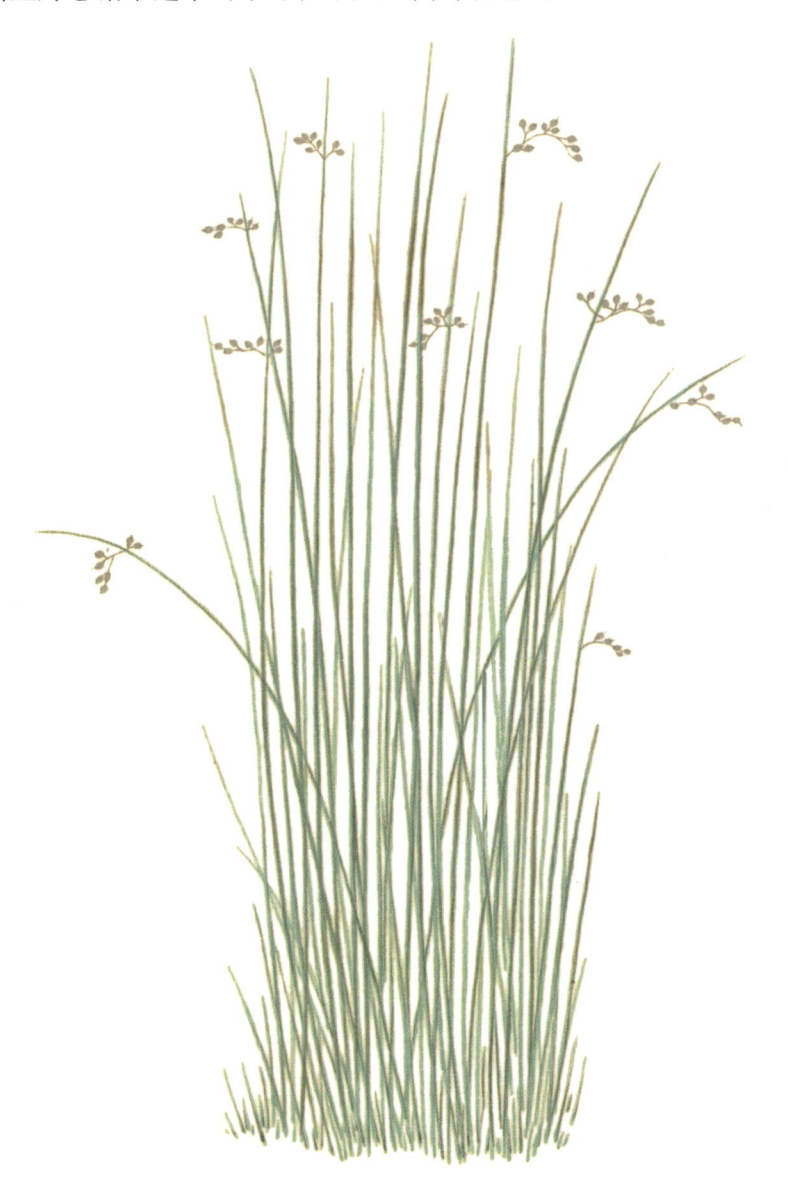

淡竹叶

长得像竹子一样的小草

别名 竹叶、碎骨子
分类 禾本科，淡竹叶属
习性 喜温暖、喜湿润，耐阴，亦稍耐阳
功效 解热，利尿

在一个偏远的小山村里，住着一位年轻的医者阿明，他一心钻研医术，想为常年劳作的乡亲们解除身体的病痛。但因行医经验尚浅，有些疑难杂症他始终无法找到根治之法。

某一年盛夏，村子里毫无征兆地爆发了一种怪病。患者们个个心烦意乱，难以入睡，还伴有小便短赤的症状。阿明心急如焚，把家里的医书都翻了个遍，也找不到医治的方法。

一天深夜，阿明在梦中见到一位白发苍苍的老者。老者缓缓开口："村后山林之中，有一种叶片细长、形似竹叶的草药，可解此疫病。"阿明刚要询问细节，老者却突然消失得无影无踪。

第二天一大早，阿明梦中的指引，匆匆前往村后山林寻觅。他在山林中穿梭良久，仔细甄别每一株植物，终于找到了那种草药。他赶忙采集了许多，带回村子，熬成汤药让患病的乡亲们服用。

乡亲们服下汤药后，病情逐渐好转。心烦的症状

淡竹叶，又名竹叶、碎骨子，为禾本科淡竹叶属多年生草本植物。根状茎粗短，须根稀疏；地上茎黄绿色，中空有节；叶多卷曲，展开呈披针形；根可入药。花期7—8月，果期10月。

淡竹叶多生长于山坡林下阴湿处，多分布于我国长江以南地区。

减轻，睡眠安稳了，小便也恢复了正常。

从那以后，阿明对这种草药进行了更深入的研究。他发现这种草药不仅能治疗这次的怪病，对于热病烦渴、口舌生疮等症状也有显著的疗效。他将这种草药命名为淡竹叶，并将它的药用功效和使用方法记录下来，传授给村里的其他医者，造福了一方百姓。而这个关于淡竹叶治病救人的故事，也在村子里代代相传。

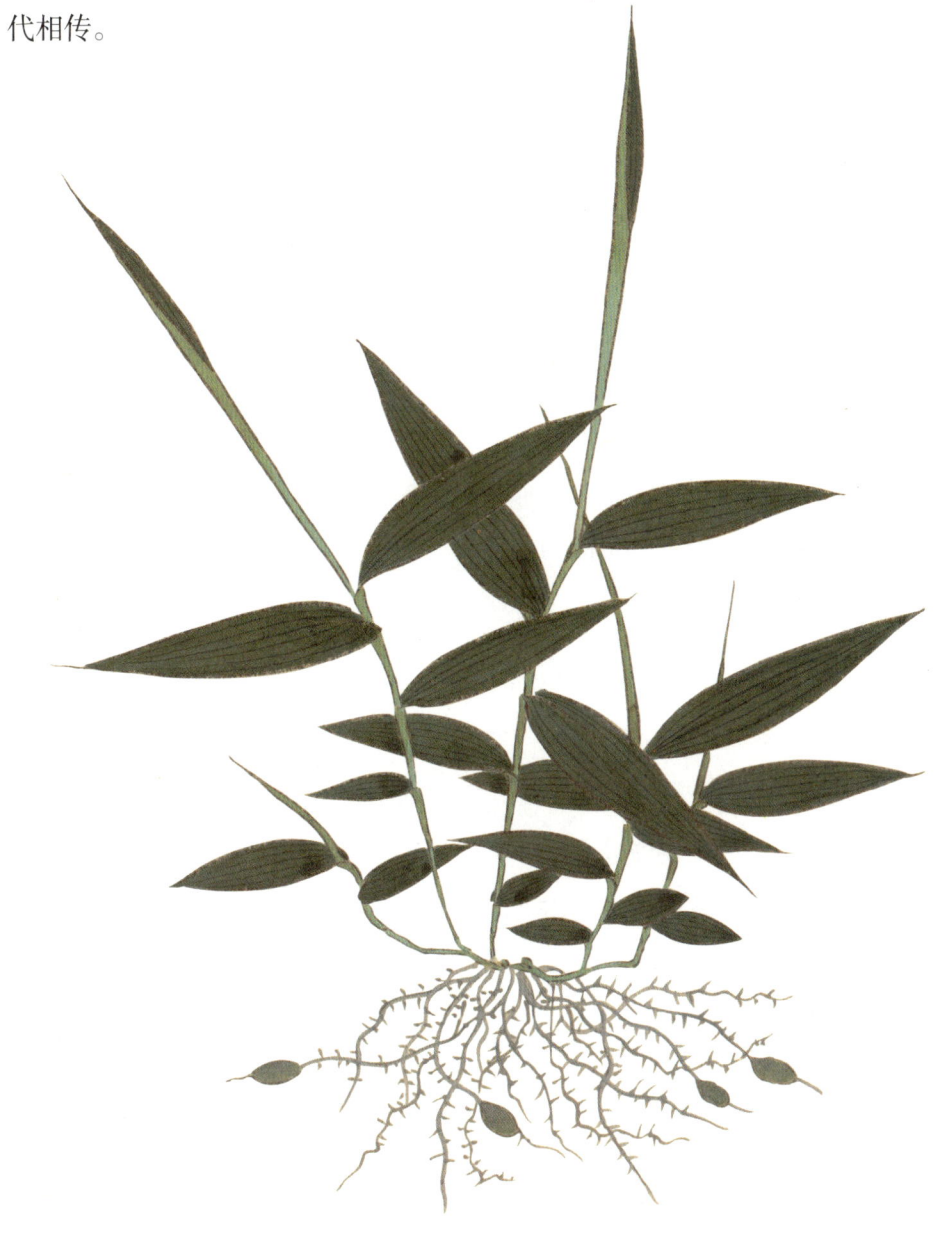

地黄

像小红薯的药材

别名	生地、生地黄
分类	列当科，地黄属
习性	喜疏松、肥沃的沙质壤土
功效	滋阴补肾，养血补血

唐朝时，有一年黄河中下游地区暴发了一场瘟疫，很多人因此失去了生命。当时瘟疫流行的一个重灾区的县令为官清廉，关心百姓疾苦。他看到百姓受苦受难，便跑到神农山药王庙，祈求神仙保佑。

这时，庙中突然出现了一个人。那人不是寻常打扮，手里还拿着一株草药。县令问他是何人，那人没有回答，只是将草药交给县令，并说："此乃皇天所赐，名为地皇，可治瘟疫。这种草在神农山北面有很多，你快快采来解救百姓吧。"

县令握着草药，下山后立刻派人去神农山北面挖药。靠着这药，最终百姓均恢复健康。瘟疫过后，人们将剩余的草药种到自家院落和农田，因其根状茎颜色发黄，便将"地皇"改叫成了"地黄"。

地黄，又名生地、生地黄，为列当科地黄属多年生草本植物。全株高可达30厘米；根状茎肉质，呈纺锤状或条状，可入药；地上茎紫红色；叶呈卵形至长椭圆形。

地黄多生长于海拔50～1100米的荒坡、山脚、墙边、路旁等处，多分布于我国辽宁、河北、山东等地。

第三章 异草：名字奇奇怪怪的草药

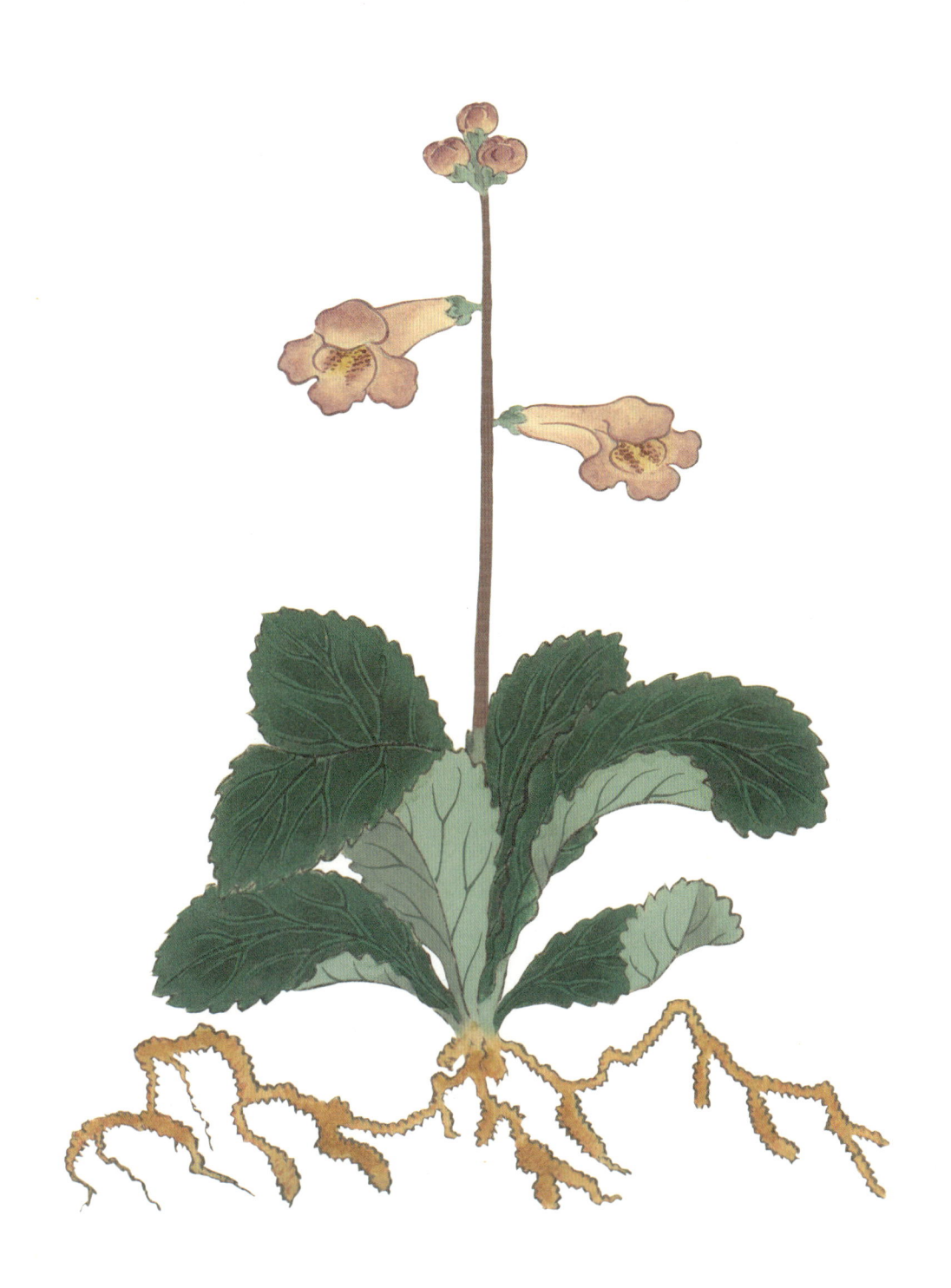

牛膝

地上茎一节一节的牛膝

别名 牛磕膝、倒扣草
分类 苋科，牛膝属
习性 喜温暖、喜干燥，不耐寒
功效 活血通经

从前，有位郎中岁数渐长，又无妻无子，日子久了不免有些寂寞，索性收了几个徒弟。

过了几年，他开始想：我行医多年，有一个秘方，可我究竟该传给谁呢？

于是郎中决定轮流去几个徒弟家中小住，好仔细考察后做决定。

他先来到大徒弟家里。大徒弟想着师父这么多年在外行医，肯定有不少积蓄。可是住了一段时间，大徒弟发现师父好像从头到脚就只有一个不值钱的破包袱（fú），于是他找了个借口把师父赶出了家门。

郎中又来到二徒弟家里。二徒弟的媳妇有些凶悍，经常给郎中脸色瞧，给他吃剩饭、剩菜，而他的二徒弟又惧内得紧。郎中犹豫了，他想还是再看看剩下的几个徒弟吧。

第三个、第四个徒弟也都待他冷淡。他有点儿绝望了，一个人背着破包袱坐在街边哭泣。这时，最小的徒弟跑过来对他说："师父，您到我家去住吧！"

牛膝，又名牛磕膝、倒扣草，为苋科牛膝属多年生草本植物。根呈圆柱形，颜色为土黄色，可入药；地上茎呈四棱形，颜色为绿色或带有紫色；叶对生。花期7—9月，果期9—10月。

牛膝多生长于海拔200～1750米的山坡林下，在我国除东北地区以外的大部分地区均有分布。

郎中一面哭一面摇头，说："我身无分文，就是个白吃白喝的糟老头，用不了几天你就会厌弃我，把我赶出家门。"

小徒弟说："一日为师，终身为父。您教我医术，我给您养老，这不是天经地义的吗？"郎中听出了小徒弟言语中的诚意，便跟着他回了家。

小徒弟是个孝顺的孩子。郎中生病时，小徒弟整日守在他的床前伺候，像对待亲生父母一般。

郎中看着孝顺的小徒弟，心里非常满意。一天，他把小徒弟叫到床前，解开了他那个走到哪里都不离身的破包袱。包袱里面放着一株干了的草药。郎中向小徒弟口述了草药的药性、功效等，交代完一切后便安心辞世了。

小徒弟伤心地把师父安葬妥当。靠着师父传给他的秘方，小徒弟后来成为当地名声赫赫的郎中。因草药茎节膨大，看起来像牛的膝盖，小徒弟便给它起名为"牛膝"。

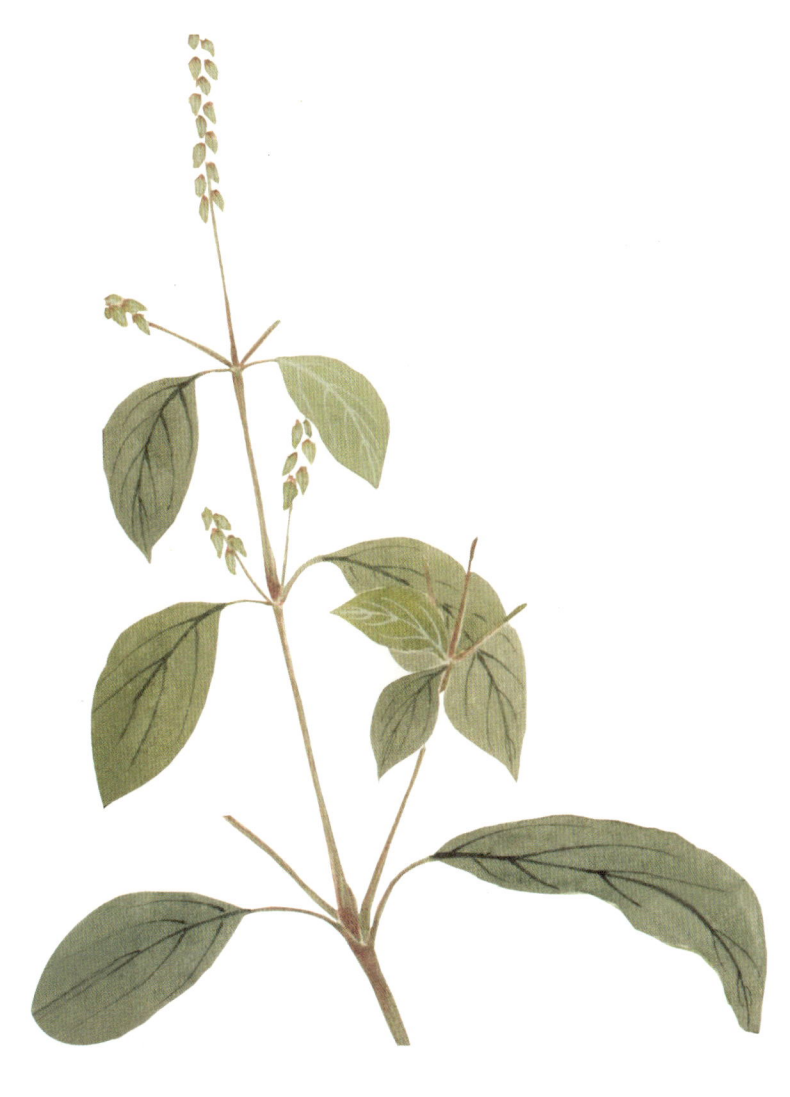

麦冬

可以吃的"野麦子"

别名 麦门冬、沿阶草
分类 天门冬科，沿阶草属
习性 喜温暖、喜湿润
功效 润肺清心，泻热生津

相传，天冬和麦冬是一对神仙姐妹。天冬是姐姐，性格干练、直爽；麦冬是妹妹，性格温柔、文静。

有一年，姐妹俩在天上目睹了虚劳热病魔在人间横行的情景：被病魔感染的人一个个面黄肌瘦，经常伴有口渴、便秘的症状，有时还会咳血。天冬和麦冬都有一副慈悲心肠，十分同情人间的不幸遭遇，便决定下凡解救芸芸众生。

姐妹俩商量好，一个负责北方，一个负责南方。她们化身成郎中，给生病的人免费治疗。然而，由于生病的人太多，且病魔太过凶猛，姐妹俩最终累倒了。

就在姐妹俩倒下的那天，奇特的现象出现了，在她们二人走过的地方都各长出了一种草药。后来人们采了这两种草药，回家熬汤喝掉后，病就都渐渐好了。

人们都说，这两种草药分别代表着两位神仙的赤诚之心，于是人们把妹妹走过地方长出的草药叫作麦冬，姐姐走过地方长出的草药叫作天冬。

麦冬，又名麦门冬、沿阶草，为天门冬科沿阶草属多年生常绿草本植物。根两端略尖，中间肥满，表皮为黄白色或土黄色，可入药；叶呈窄线形，丛生。花期5—8月，果期8—9月。

麦冬喜欢温暖、湿润、降雨充沛的气候，多生长于海拔2000米以下的山坡阴湿处、林下或溪旁，在我国河北、陕西、四川、贵州、云南等地均有分布。

第三章　异草：名字奇奇怪怪的草药

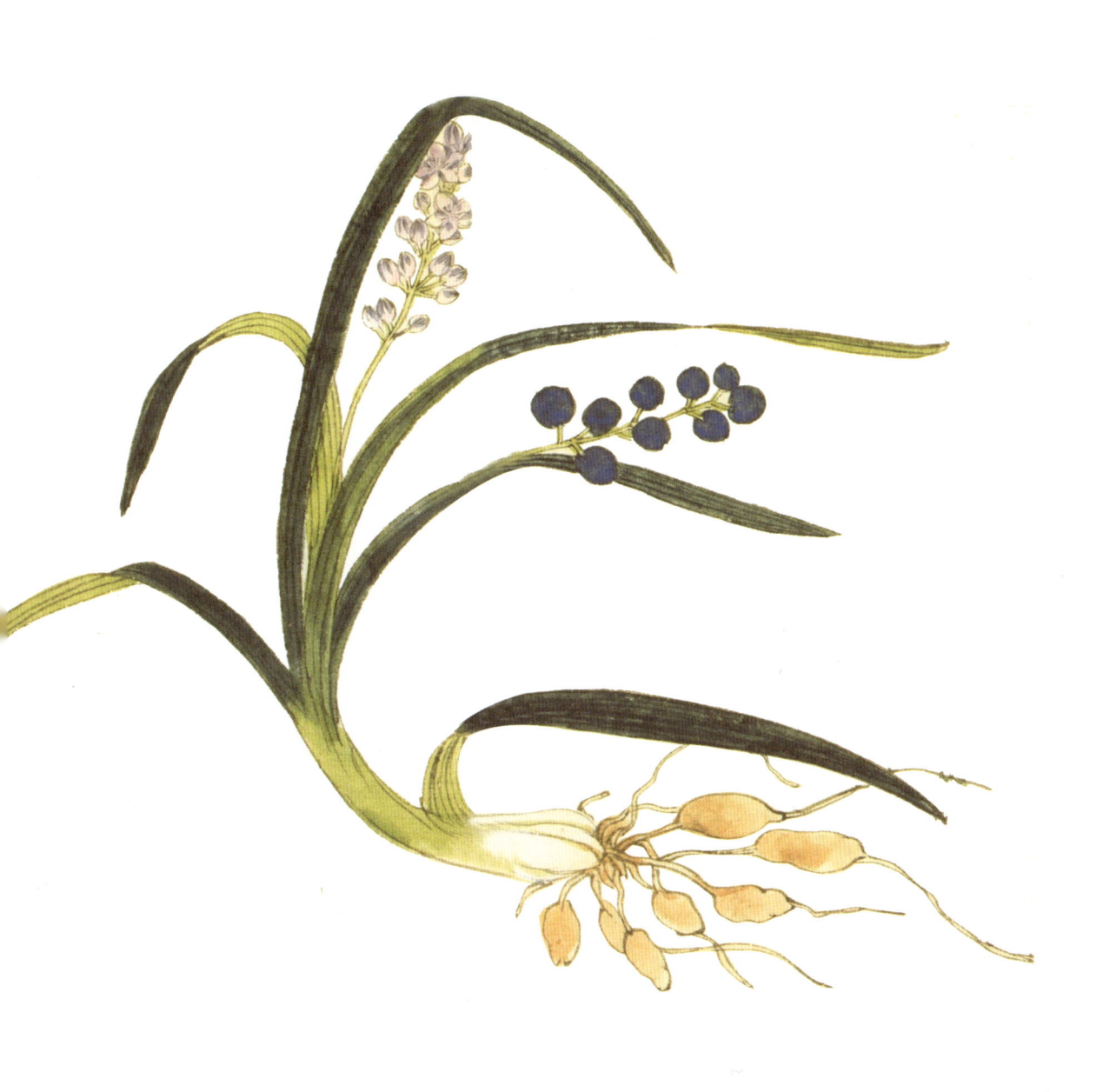

酸浆

长满路边的三叶草

别名 菇蒢（niǎo）、挂金灯

分类 茄科，酸浆属

习性 喜凉爽、喜湿润、耐寒、耐热

功效 清热、解毒、利尿

相传，李时珍有一次去深山里面采药，路过一个村庄，在村口看见很多人围在一起，便上前一探究竟。原来是一位大婶的脚扭伤了，村民们都在想办法帮助她将错位的脚踝（huái）复原，可是他们试了很多方法都没能成功。

李时珍出手相助，很快将大婶的脚踝治好了。因天色已晚，李时珍便留宿大婶家中。细心的大婶发觉李时珍的嗓子有些沙哑，想来是天气干燥加上采药劳累所致，便为李时珍冲了一碗水，说是对治疗嗓子沙哑十分有效。

第二天，李时珍醒来发现自己的嗓子果然恢复了正常，就问大婶给他喝的是什么。大婶说，农忙时孩子会被大人丢在家里，有的会号啕大哭，把嗓子哭哑。村里人就用一种叫"红姑娘"的草药煮成水喂给孩子，孩子的嗓子就会恢复清澈、洪亮。由于它的外形像灯笼，所以也叫"锦灯笼"。大婶给李时珍喝的那碗水，正是用"锦灯笼"熬制的。大婶所说的"锦灯笼"正是酸浆。后来，李时珍便把这种草药记录了下来。

酸浆，又名菇蒢、挂金灯，为茄科酸浆属多年生草本植物。根状茎白色；地上茎有纵棱，不分支；叶互生，呈卵形。全草可入药。花期6—10月，果期7—11月。

酸浆喜欢凉爽、湿润的气候，多分布于欧亚大陆，在我国主产于甘肃、陕西、河南、湖北等地。

第三章 异草：名字奇奇怪怪的草药

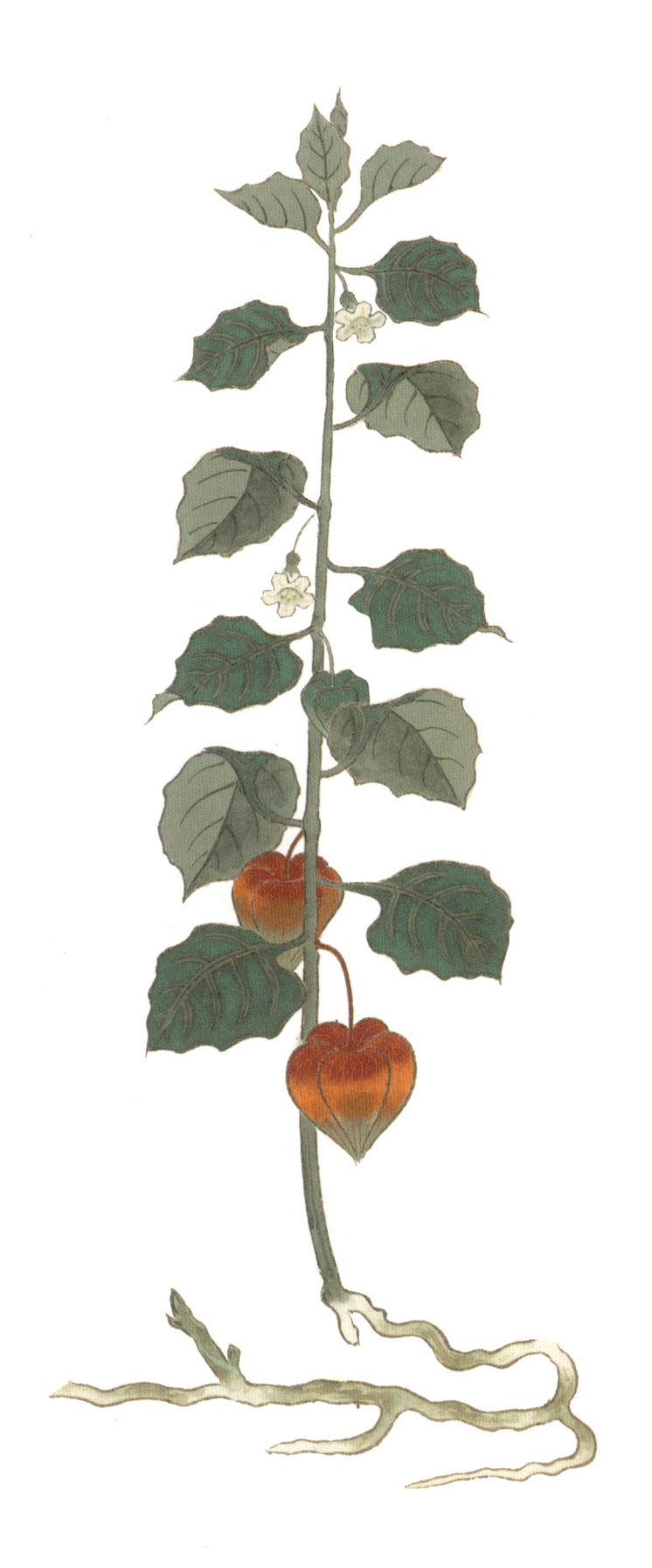

决明

开黄色花的野生"豆角"

别名	假绿豆、马蹄决明
分类	豆科，决明属
习性	喜光、喜温暖、喜湿润
功效	清肝，明目，通便

古时候，有个秀才不到60岁眼睛就出了问题，时常看不清东西。这秀才的门前长着几株野草，起初，他并未将其放在心上。直到有一天，一个商人从他门前经过，看到那野草后问他："老人家，你门前这野草卖不卖？"秀才也很精明，说道："那得看你给多少钱了。"商人又说："你尽管开价，合适我就买。"秀才心想看来这野草还挺值钱，就说道："你走吧，我不卖了。"

过了一段时间，野草长高了不少，商人又来了，还是要买那几株野草，秀才就更坚定了不卖的决心。转眼秋天到了，那几株野草结了很多菱形的、灰绿色的、闪着光亮的籽，秀才抓了一把，放到手上一闻，芳香沁鼻，心里感叹道：果然是好东西，怪我老眼昏花，以前却不曾发现。此后，秀才每日就用这籽泡茶喝。渐渐地，他的眼睛清亮了起来，看东西没有那么模糊了。后来，秀才才知道这野草名为"决明"，长期服用有明目的功效。

决明，又名假绿豆、马蹄决明，为豆科决明属一年生半灌木状草本植物。地上茎直立，上部多分支；叶呈倒卵形或倒卵状长椭圆形；种子可入药。花期6—8月，果期9—10月。

决明常野生于山坡、河边，在我国大部分地区都有分布。

第三章 异草：名字奇奇怪怪的草药

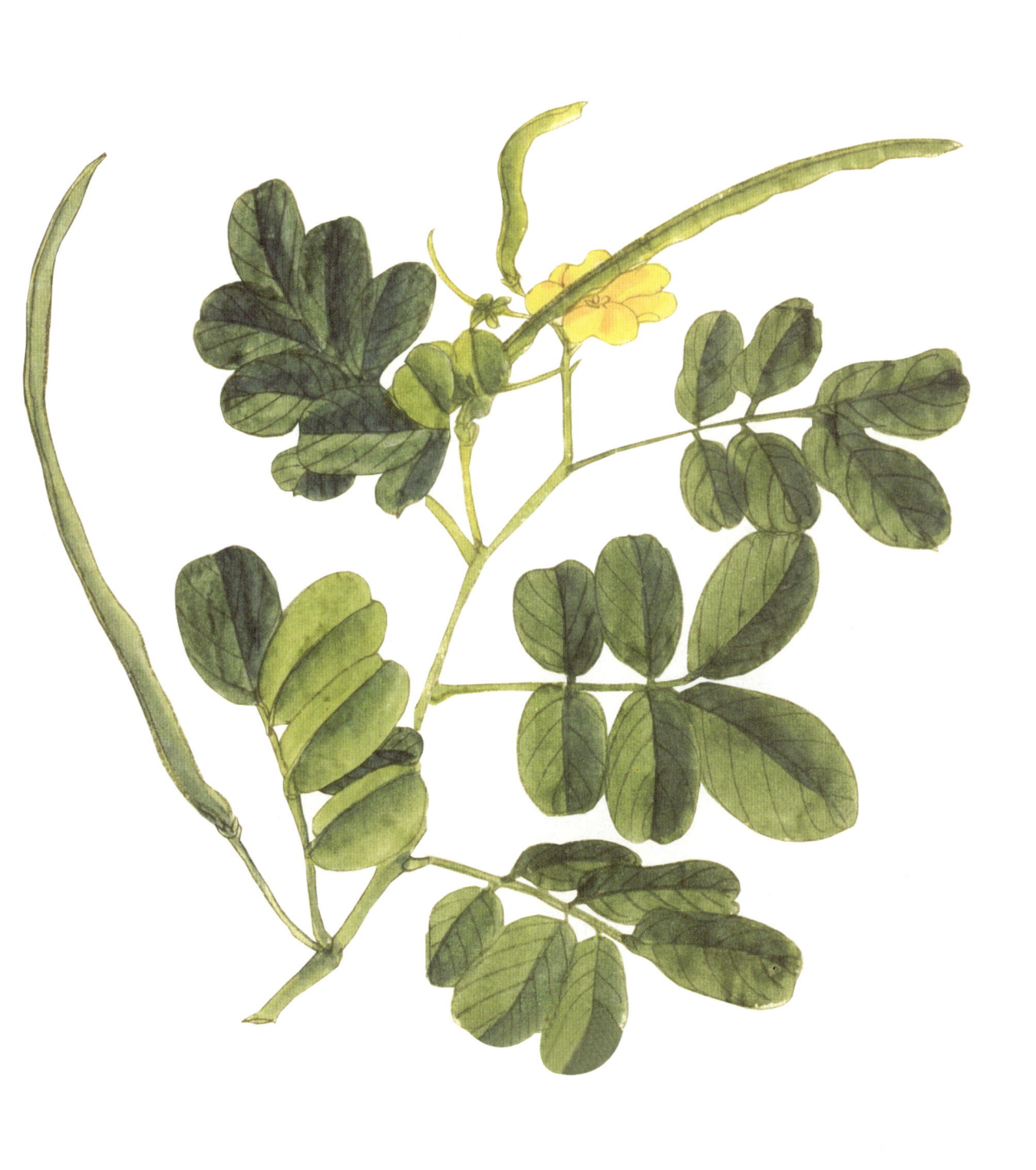

鹿蹄草

叶像鹿蹄的小草

别名	鹿衔草
分类	杜鹃花科、鹿蹄草属
习性	喜冷凉、喜阴湿，不耐高温
功效	治虚痨（láo），止咳

古时候，在东北的某片树林里住着很多漂亮的野鹿。它们胆小怕人，一旦有人经过，就会快速逃走。

当地的居民为了观察它们，可谓伤透脑筋。最终人们想到一个好办法：戴上仿照鹿头模样做的头套，把身体藏进又深又密的草丛里，用卷起的树叶吹出鹿鸣声吸引鹿群。

人们终于如愿近距离观察到了鹿群。一头雄鹿倒下后，一群雌鹿会围在倒下的雄鹿周围，把头低下凑到一起发出悲鸣。人们猜想这大概是鹿群的殉（xùn）葬仪式。可是仔细一瞧，雌鹿发出悲鸣后并没有将雄鹿运走或是埋葬，而是四散离去。

半晌，四散的雌鹿陆续回来，每一只的嘴里都衔着相同的草叶。它们来到倒下的雄鹿跟前，把草叶衔到雄鹿嘴边来回蹭。

人们惊奇地发现，那些雄鹿竟然慢慢地眨动眼睛，醒了过来。它们缓缓站立，又继续和雌鹿交颈摩肩，戏玩如初。

鹿蹄草，又名鹿衔草，为杜鹃花科鹿蹄草属多年生常绿草本状灌木。根状茎细长；地上茎呈四棱形，棱上生钩刺；叶呈椭圆形或卵圆形。全草可入药。花期6—8月，果期8—9月。

鹿蹄草喜欢冷凉、阴湿的环境，多生长于海拔700～4100米的山地针叶林、针阔叶混交林或阔叶林下，在我国陕西、青海、甘肃、山西、山东、河北、河南等地均有分布。

待鹿群离开后，人们从草丛里出来，跑到刚刚鹿群玩耍的地方，捡起草叶带回去研究。人们研究后发现，雌鹿衔来的草叶有益肾补虚、祛风除湿、活血化瘀的奇效，后将其命名为"鹿衔草"。

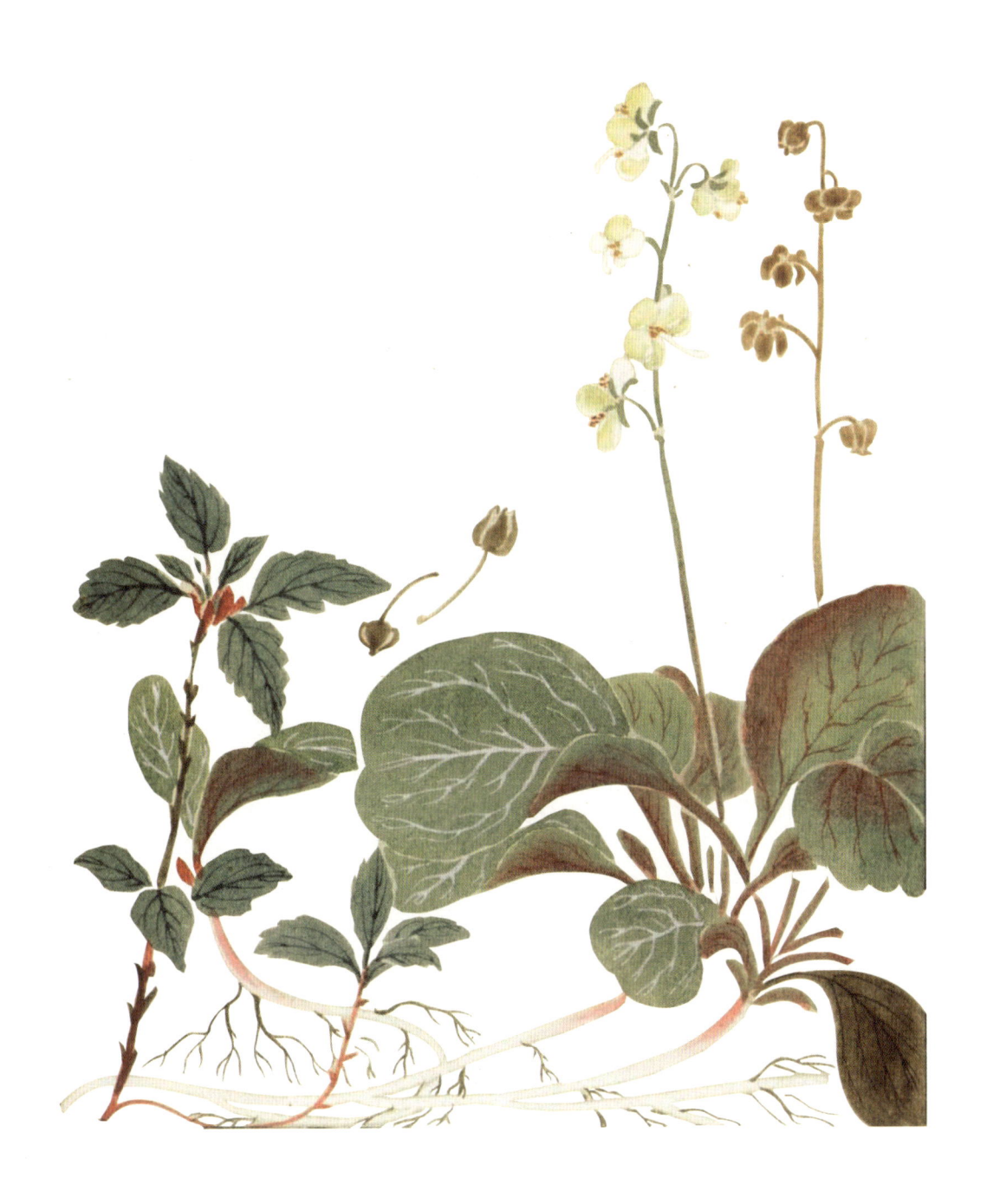

地肤

长在地上的圆圆的球

别名：扫帚苗、孔雀松
分类：苋科，沙冰藜（三）属
习性：喜温、喜光，耐干旱，不耐寒
功效：利小便，清湿热

古时候，有个道士十分痴迷于炼丹修仙，寻求长生不老的方法。一次，他为了炼制丹药，不辞辛苦深入山林之中寻找奇花异草、动物药材，一连几天都在山上度过。当时正值夏季，山林中蚊虫异常多，将那道士叮咬得浑身是包。最后，道士实在受不了了，就收拾了东西回了家。

回到家后，道士感觉身上越发瘙痒，撩开衣服一看，被叮咬的地方都肿了起来，有的还渗出了血。他前不久才用采集到的一种植物新扎了扫帚，便用新扫帚清洗了锅，烧了满满一锅水，想着泡个热水澡舒服些。由于扫帚绑得不牢，不少部分掉进了锅中，但道士又累又难受，也就没管那么多。

洗完澡后，道士明显感觉身上舒服了很多，瘙痒的感觉也减轻了。他一想，莫不是那扫帚的功效。于是此后几天他都用扫帚烧水泡澡，如他所料，被叮咬的地方很快就好了。这扫帚就是用地肤扎成的。

地肤，又名扫帚苗、孔雀松，为苋科沙冰藜属一年生草本植物。根近纺锤形；地上茎呈圆柱形，淡绿色或略带紫红色；叶边缘有疏生的锈色绢状缘毛；花生于叶腋（yè），淡绿色，近球形；胞果呈扁球形；种子呈卵形，黑褐色；果实可入药。

地肤喜欢温暖、阳光充足的环境，耐干旱但不耐严寒，有较强的适应性，多生长于河边、山沟、路边等处，在我国东北、华北、西北等各地区都有分布。

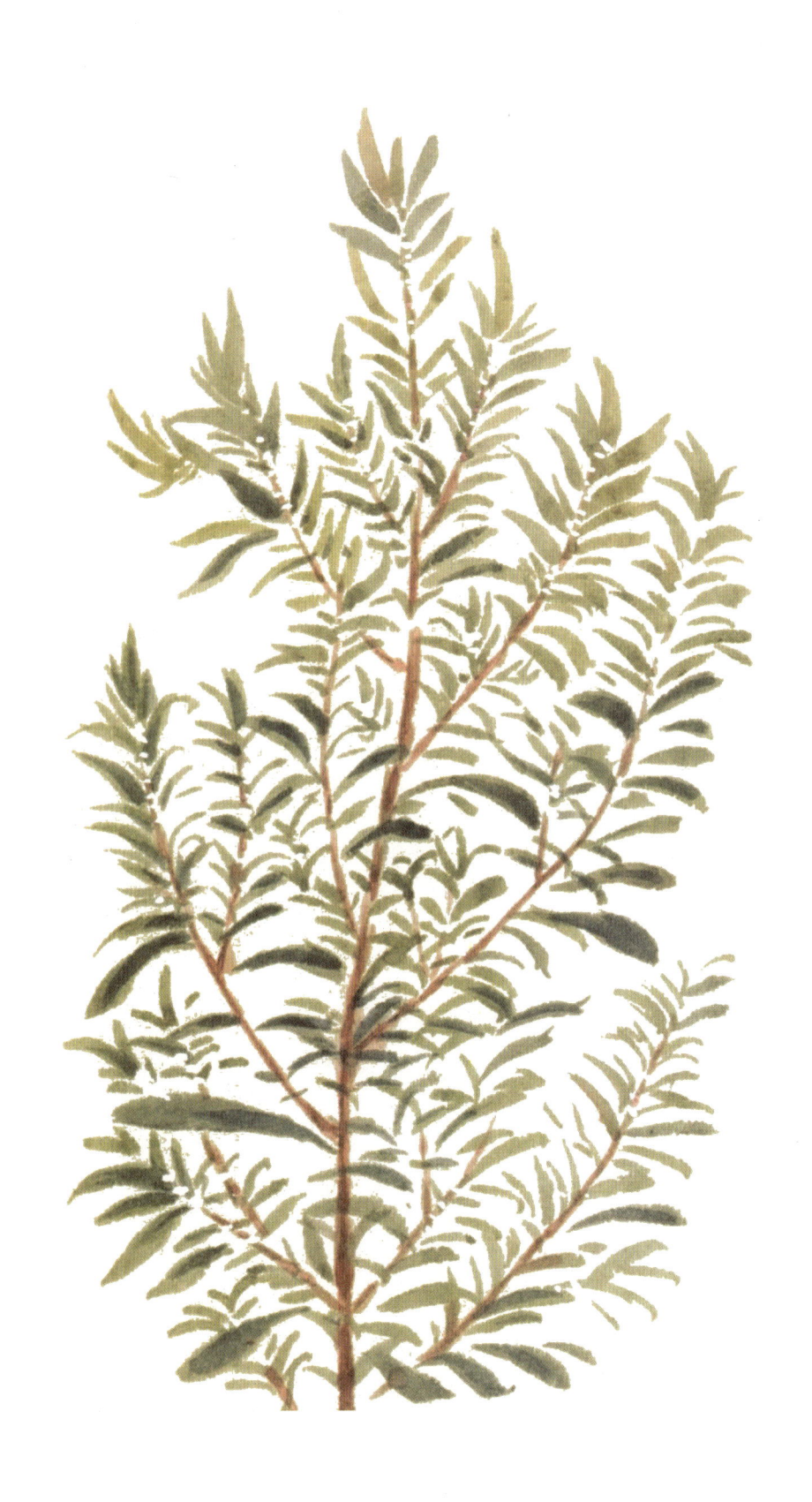

王不留行

名字很特别的草药

别名 奶米、王不留

分类 石竹科，麦蓝菜属

习性 喜凉爽、喜湿润、耐寒、怕高温

功效 下乳消肿，利尿通淋

相传，王不留行是古代药王邳（pī）彤发现并命名的。当时，邳彤在自己家乡的荒野中发现了一种草药，其有活血舒筋、通乳止疼的功效。但那草药尚没有名字，邳彤一时间也想不出一个好名字，所以一直没有正式记录下来。

一天，邳彤突然想到，自称汉成帝之子的王昌为追杀东汉光武帝刘秀曾到过他的家乡。王昌在那称自己才是正统汉室后裔，命令百姓只能效忠于他，还让百姓给军队做饭，让出房子来给将士们住。百姓知道他们是扰乱天下太平的乱臣，于是将房屋上锁，躲进了树林中，不予理会。王昌气急败坏，想踏平村庄，他身边一参军劝谏道："这里地势凶险，我们不了解情况，百姓都躲在暗处，更加难找。再说就算踏平了村庄，也不能解决我们的吃住问题，不如赶紧离开。"王昌听了觉得有理，遂带兵离去。

邳彤想到这儿，灵机一动，就给那草药起了"王不留行"的名字。

王不留行是植物麦蓝菜的干燥成熟种子。麦蓝菜又名奶米、王不留，为石竹科麦蓝菜属一年生或二年生草本植物。地上茎直立，单生，上部分支；叶呈披针形或卵状披针形；花梗细，花瓣淡红色或淡紫色；蒴（shuò）果近圆球形或宽卵形；种子近圆球形，褐色至黑色。

王不留行性喜凉湿，不耐高温，较耐寒，忌积水，对土壤要求不严，多生长于草坡、麦田、荒野中，在我国分布于除华南地区外的各地。

第三章 异草：名字奇奇怪怪的草药

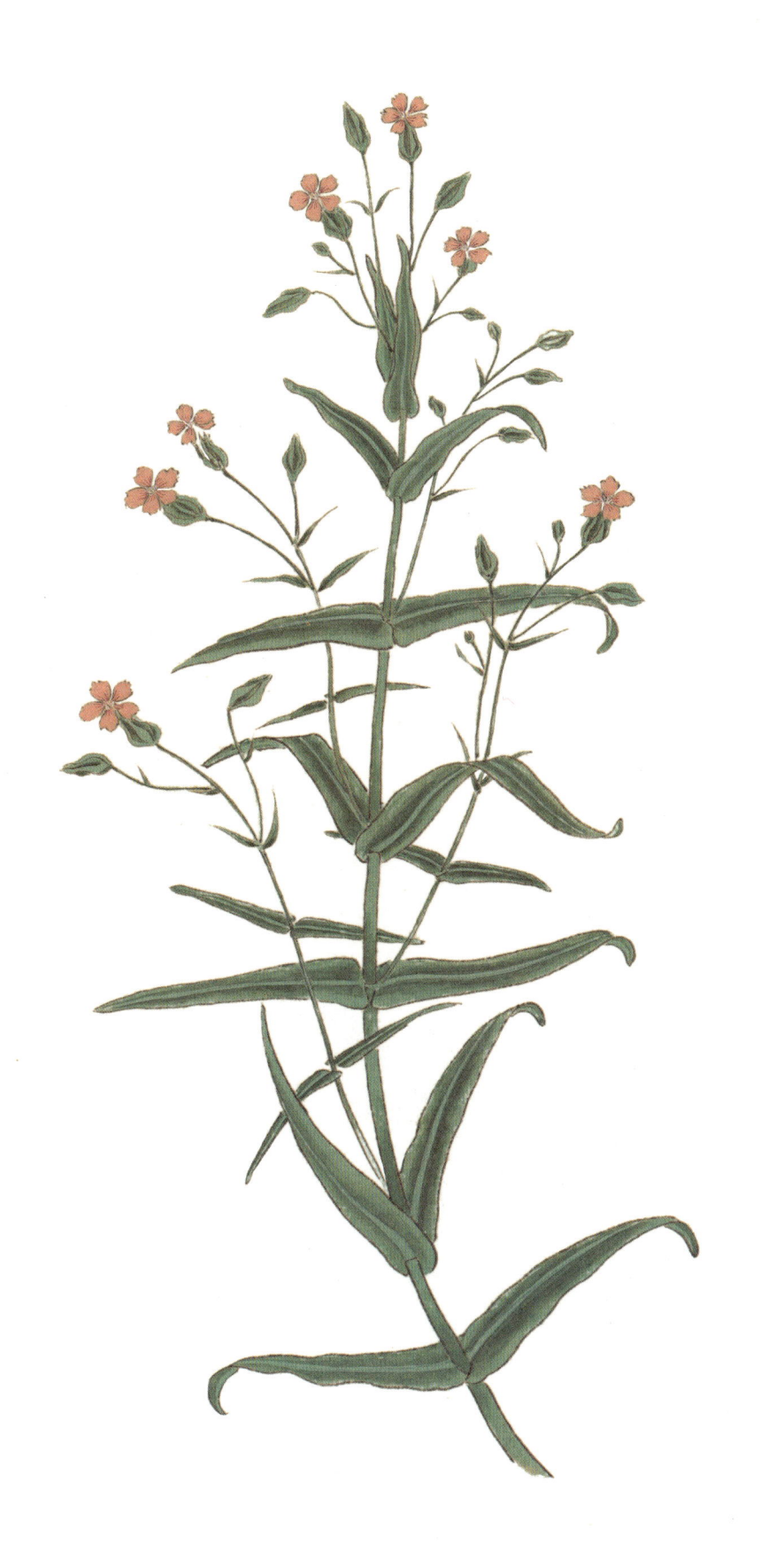

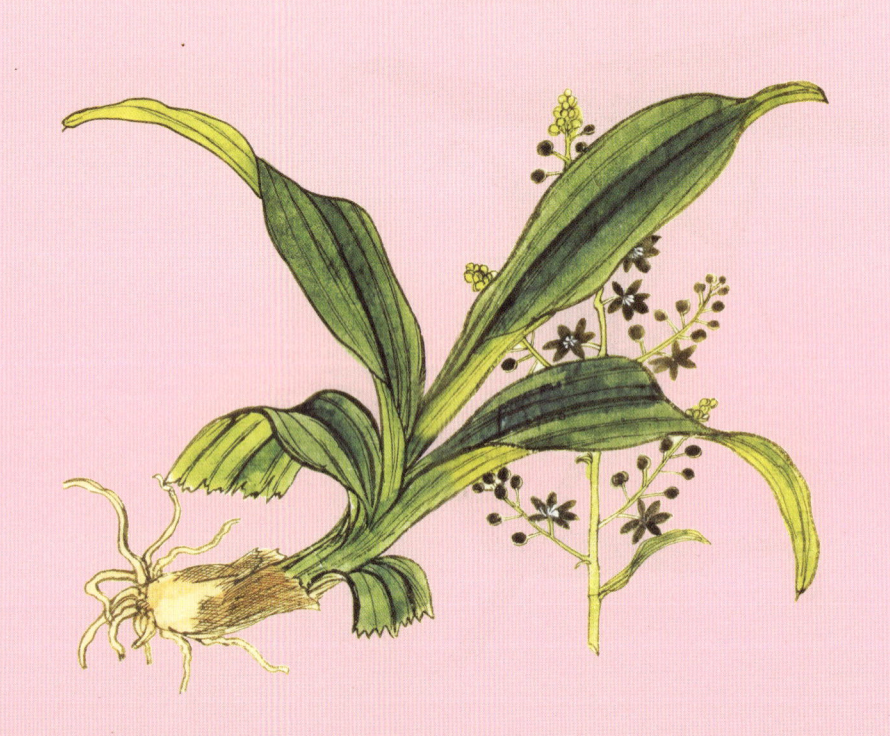

第四章

毒草：各种有毒的草药

藜芦

卷叶小绿草

别名	黑藜芦、山葱
分类	藜芦科，藜芦属
习性	喜温暖、喜潮湿、不耐干旱
功效	涌吐风痰，杀虫

古时候，有一妇人患有风痫（xián）。随着年龄的增长，她的病情越发严重，每日都会犯病，痛苦不堪。

有一年大旱，庄稼颗粒无收，人们为了生存只好挖野草充饥。妇人挖野草时发现了一种长得像大葱的植物，就采了一些拿回家煮了吃。结果，当天夜里，妇人突然腹痛难耐，呕吐不止，吐出了很多黏稠的痰涎。第二天、第三天……接连几天都是如此。呕吐过后，妇人大汗淋漓，精疲力尽，以为命不久矣。谁知又过了几天后，她突然感觉胸口不闷了，呼吸也顺畅了，身体非常轻快。找郎中一看，她的风痫居然好了。她心想，定是那"大葱"的作用，就拿出来问郎中这是何物。郎中告诉她，此为"憨葱"，药书上称"藜芦"。

藜芦，又名黑藜芦、山葱，为藜芦科藜芦属多年生有毒草本植物。根状茎短而厚；地上茎粗壮，可入药；叶薄，两面无毛；圆锥花序，花密生，花色绿白或暗紫，花丝呈丝状，花药呈心形。花期、果期7—9月。

藜芦喜欢温暖、潮湿的环境，不耐干旱，多生长于海拔1200~3300米的草丛、山坡林下，在我国东北、西北、华北地区部分省（区、市）有分布。

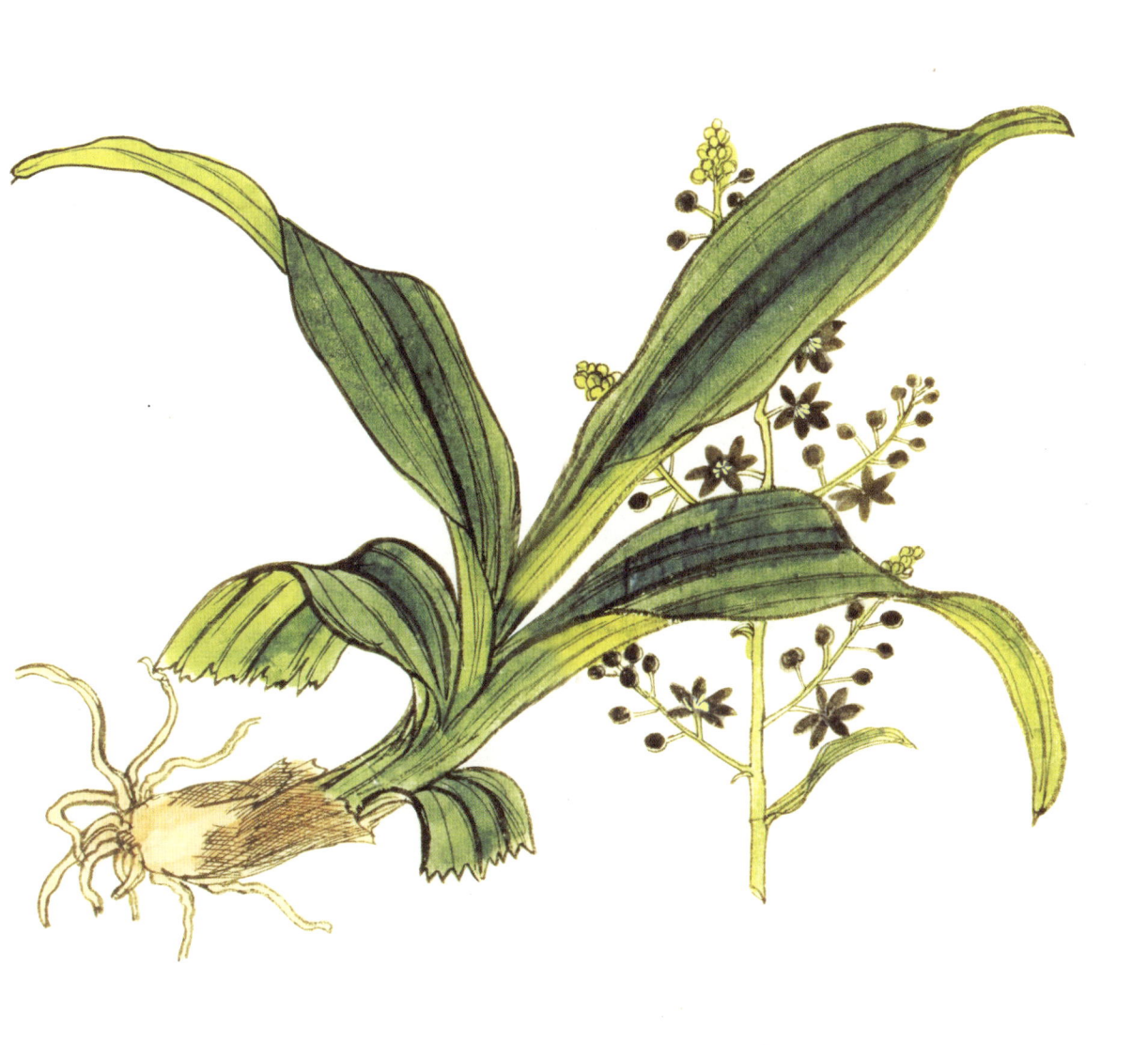

第四章　毒草：各种有毒的草药

附子

有剧毒的奇异药材

别名 乌头、附片

分类 毛茛科，乌头属

习性 喜温暖、喜湿润、喜阳光、耐寒

功效 回阳救逆，补火助阳

古时候有一个叫沈良辰的人，常年咳嗽咳痰，看了很多郎中，对其病的说法都不同。有的说他的病因寒而生，有的说他因湿成疾，给他开了各种类型的汤药，但都没有效果。因久病不愈，沈良辰身体一再受损，几近送命。

最后，沈良辰的儿子找到了张致和，请他为父亲治病。张致和为沈良辰诊脉后，称其脉沉濡而痰生，为寒性病，宜用理中汤加附子。

沈良辰按照此方服药后，当天晚上咳嗽次数就减少了，也不再急喘。调理一段时间后，他终于恢复了健康。

附子，又名乌头、附片，为毛茛科乌头属植物。味辛，性大热，有毒。全株高60～150厘米；地上茎中部之上疏被短柔毛，有分支；叶呈五角形，背面脉络处有短柔毛；总状花序顶生，萼片蓝紫色，花瓣无毛；种子呈三棱形。花期9—10月，果期10—11月。

附子喜欢温暖、湿润、向阳的环境，耐寒，在我国主要分布于华北、华中、华东、华南地区及辽宁等地。

第四章 毒草：各种有毒的草药

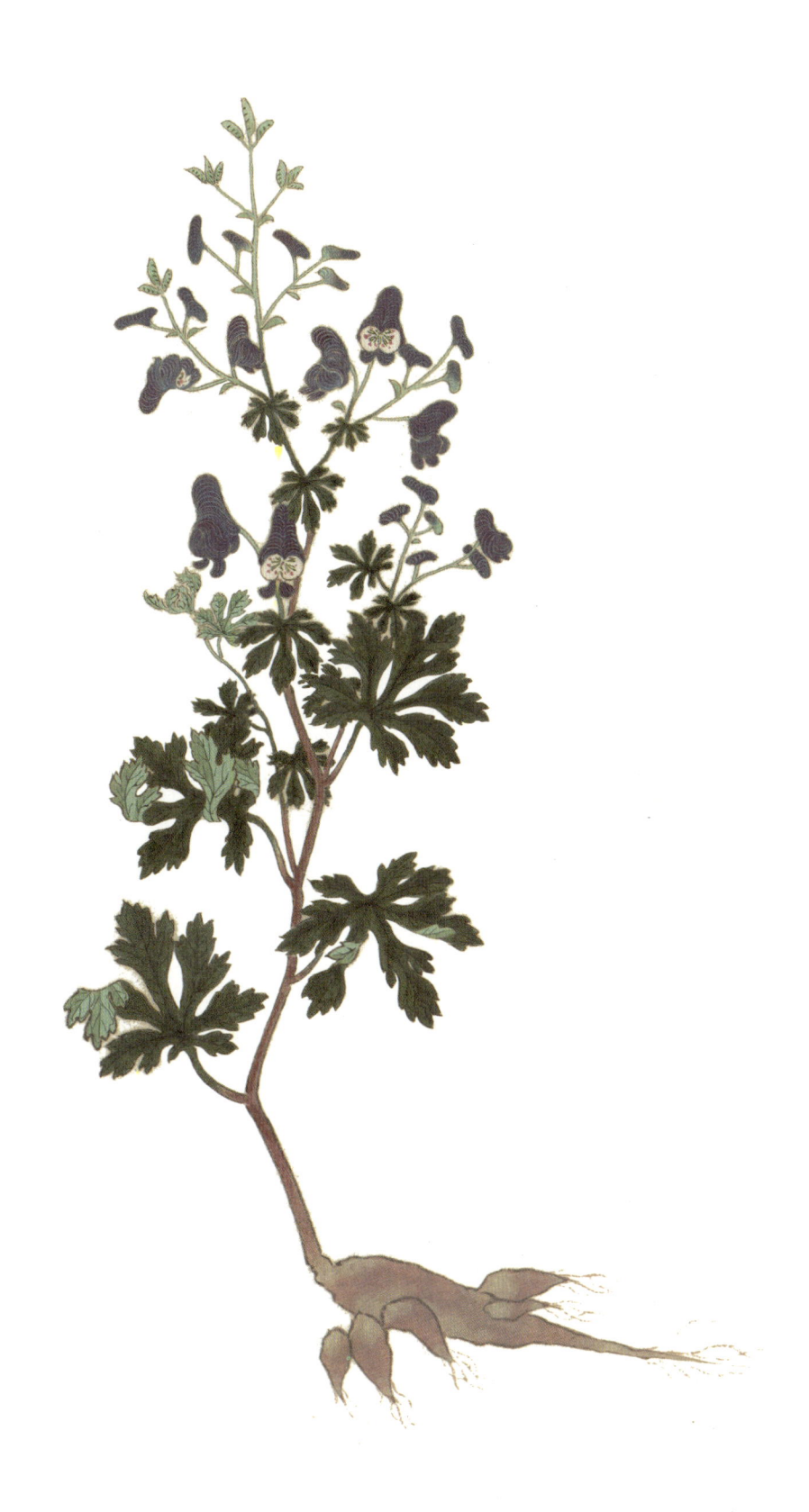

射干
有长着斑点的橙红色花

别名 乌扇、乌蒲

分类 鸢（yuān）尾科，射干属

习性 喜温暖和阳光，耐干旱和寒冷

功效 清热解毒，散结消炎

很久以前，衡山山脚住着一个勤劳、孝顺的樵夫，名叫秦隐。秦隐自小没了父亲，母亲又双目失明，因此生活过得十分艰辛。

一年夏天，秦隐偶感风寒，咽喉肿痛，全身乏力，但他还是强忍着难受上山砍柴，为的就是多挣点钱让母亲过得好一些。中午时，秦隐又累又渴，就找了一山泉喝水。到了山泉边，秦隐因为身体虚弱而昏了过去。

山泉边的一个山谷里住着一位蝴蝶仙子，她到山泉边为花草浇水时发现了昏倒在一旁的秦隐，便用仙术将其唤醒。秦隐醒后，仙子发现他患了风寒，就摘了山泉边一朵长得像蝴蝶的花让他服下。

秦隐吃了那花之后，感觉身上的症状减轻。他谢过仙子，起身就要去砍柴。仙子将他拦下，说他的身体还很虚弱，要好好休息。秦隐就将家中情况告知了仙子。

仙子被其孝心打动，当即送给他一包种子，说道：

射干，又名乌扇、乌蒲，为鸢尾科射干属多年生草本植物。地上茎实心，直立；根状茎黄色或黄褐色，可入药，味苦，性寒，微毒；叶互生；花序顶生，花梗细，花药呈条形，花丝近圆柱形，花橙红色具紫褐色斑点；蒴果黄绿色；种子黑紫色，呈圆球形。

射干喜欢温暖和阳光，耐旱也耐寒，多生长于海拔较低的山坡草地和林缘，在我国东北、华北、华东、华南、西南各地区都有分布。

"刚才你吃的花叫作射干,这便是它的种子。射干能清热解毒、消肿止痛。你将它的种子拿回去悉心栽培,待其长大后拿去卖,所赚钱财可保你衣食无忧。"

善良的秦隐回去后就把种子分给了乡亲们,带领大家一起过上了富裕的生活。

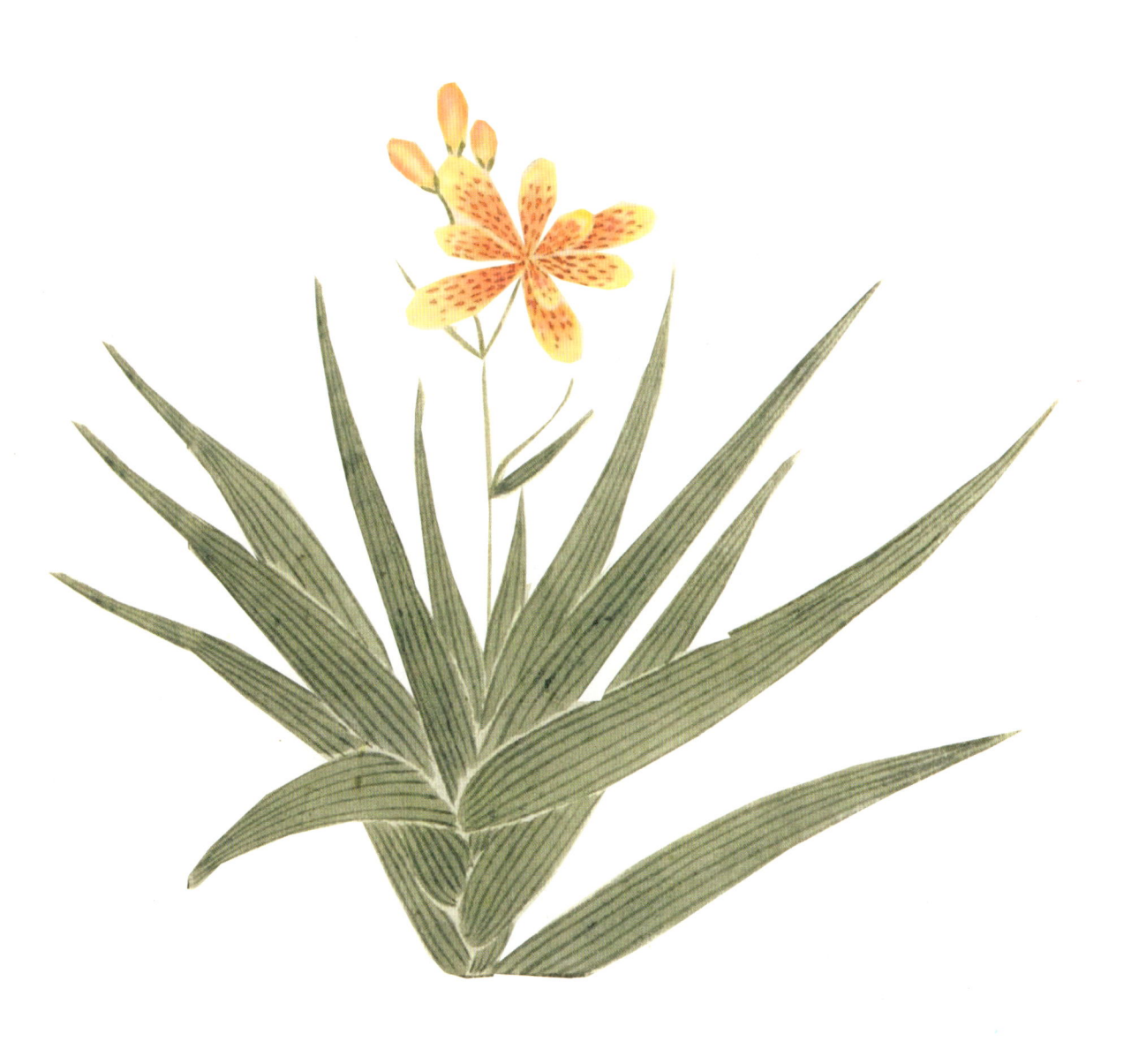

钩吻

有剧毒的小草

别名 胡蔓藤、断肠草

分类 钩吻科，钩吻属

习性 不耐低温和高温，怕霜冻

功效 破积拔毒，祛瘀止痛，杀虫止痒

相传，乾隆帝下江南私访时曾到过镇江。到达镇江的当天晚上，他突然感觉身上奇痒难耐，无法入睡，就披了件衣服打算到外面吹吹风。

乾隆帝未惊动随从，一个人来到了街上。尽管外面比屋内凉爽许多，但他身上的瘙痒感还是未减轻。乾隆帝走着走着发现一家药铺还没有关门，就推门走了进去。进去之后，他看见一位老先生正在伏案抄写医书，便说道："老先生打搅了，小生身上奇痒难忍，不知是何病症，老先生可有良方？"老先生仔细为其检查后说道："这是疥癣（xuǎn），我给你开一副药即可根治，但要切记，这药有剧毒，不能入口，涂在患处后也不能用手抓。"

乾隆帝点头称是，又问老先生这药叫什么名字，老先生说："断肠草。相传神农尝百草时，遇到了一种叶相对而生、开着淡黄色小花的植物。他摘了几片嫩叶品尝，才嚼碎咽下就毒发了，肠子断成了一小段、一小段的。于是，人们将这种令神农断肠的植物

钩吻，又名胡蔓藤、断肠草，为钩吻科钩吻属常绿木质藤本植物，全草有毒。全株无毛；叶纸质；花密集，花冠呈漏斗状，黄色，内面有淡红色斑点，花丝细长；蒴果呈卵形或椭圆形，成熟后一般为黑色。

钩吻喜欢温暖和阳光，不耐高温也不耐寒，怕霜冻，多生长于路边、村旁、灌丛中，主要分布于我国华东、华南地区。

称为'断肠草'。"

在老先生的诊治下,乾隆帝的病痊愈了。他重赏了这位老先生,又为其药铺写下了"神农百草堂"几个大字。

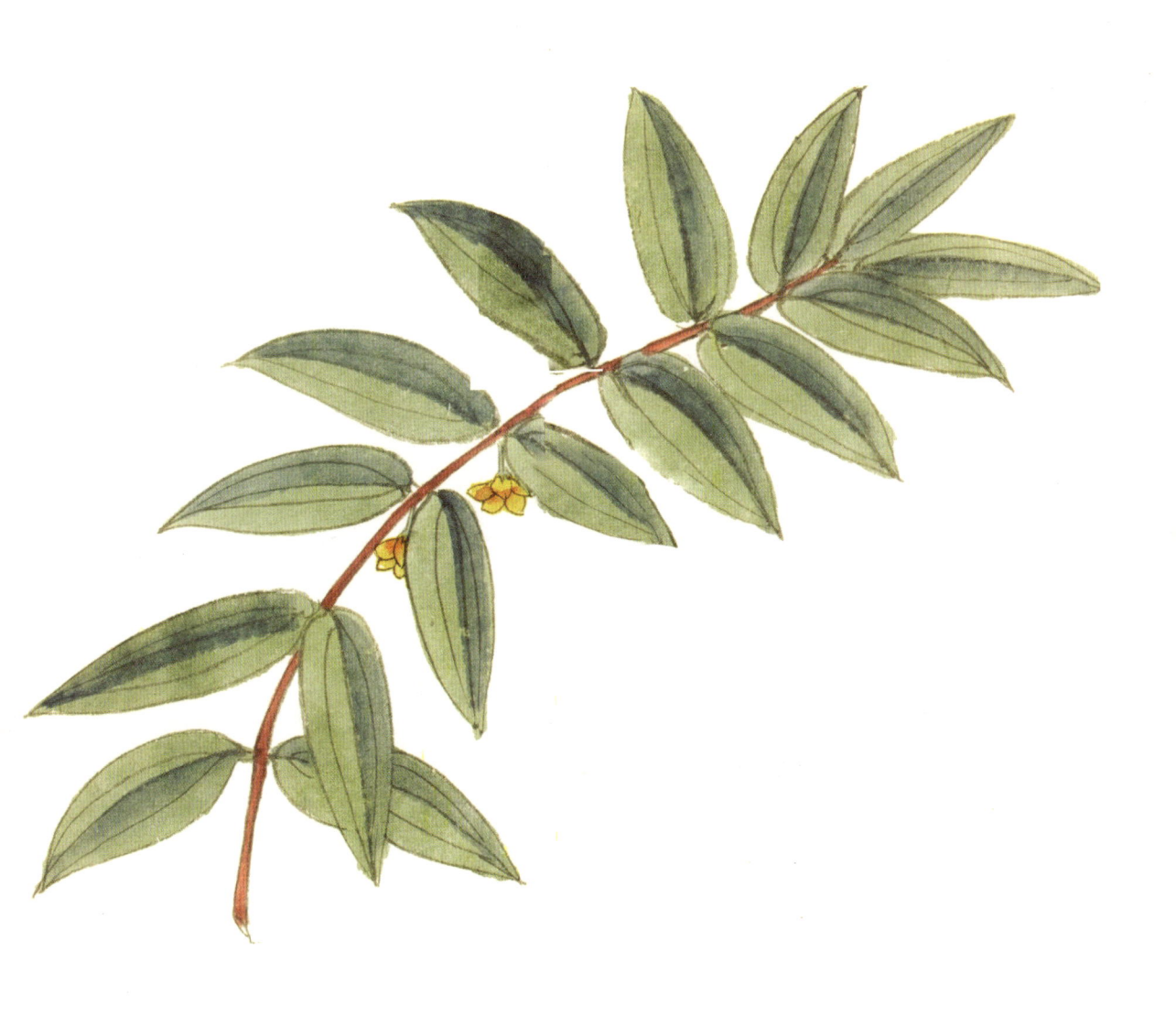

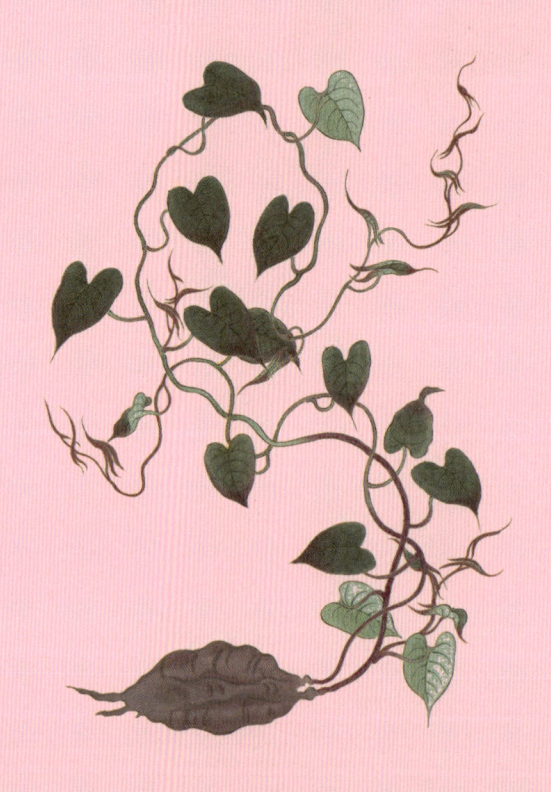

第五章

蔓草：长成藤蔓样子的草药

菟（tù）丝子

到处都可以爬的菟丝子

别名：禅真、豆寄生

分类：旋花科、菟丝子属

习性：喜高温、喜湿润，对土壤要求不严

功效：补肝肾，益精壮阳

从前，南方有个富商养兔成瘾，特雇了一名长工为他照看兔子。两人立下约定，如果有一只兔子受伤或因意外死亡，就要扣掉长工当月四分之一的工钱。

一次长工无意间把兔笼放在了高处，一只兔子从上面掉了下来，脊椎处摔出了好大的伤口。长工见状吓坏了，害怕被富商发现，就将受伤的兔子藏到了一处豆田中。几天后，长工发现那只受伤的兔子竟自己从豆田回来了，而且身上的伤也好了。

长工很是诧异，好奇是不是兔子吃了什么，便去豆田里一探究竟。他发现豆田里长了很多黄色的丝藤，心想莫非是这黄色丝藤治好了兔子。一天，有只兔子也从高处摔下，长工便拿这黄色丝藤给兔子吃，没想到兔子的伤真的好了。

后来，长工辞去了照看兔子的工作，当上了药商，专门卖那黄色丝藤，还为那黄色丝藤起名为"菟丝子"。

> 菟丝子，又名禅真、豆寄生，为旋花科菟丝子属一年生寄生草本植物，通常寄生于菊科、豆科、蒺（jí）藜科植物。地上茎黄色，无叶；数朵花簇生成伞形花序，花萼呈杯状，花冠呈壶形，白色；蒴果呈球形；种子呈卵形，表面粗糙，淡褐色，可入药。
>
> 菟丝子喜欢高温、湿润的气候，对土壤适应性很强，生命力顽强，多生长于平原、田边、路旁等处，在我国南北多地都有分布。

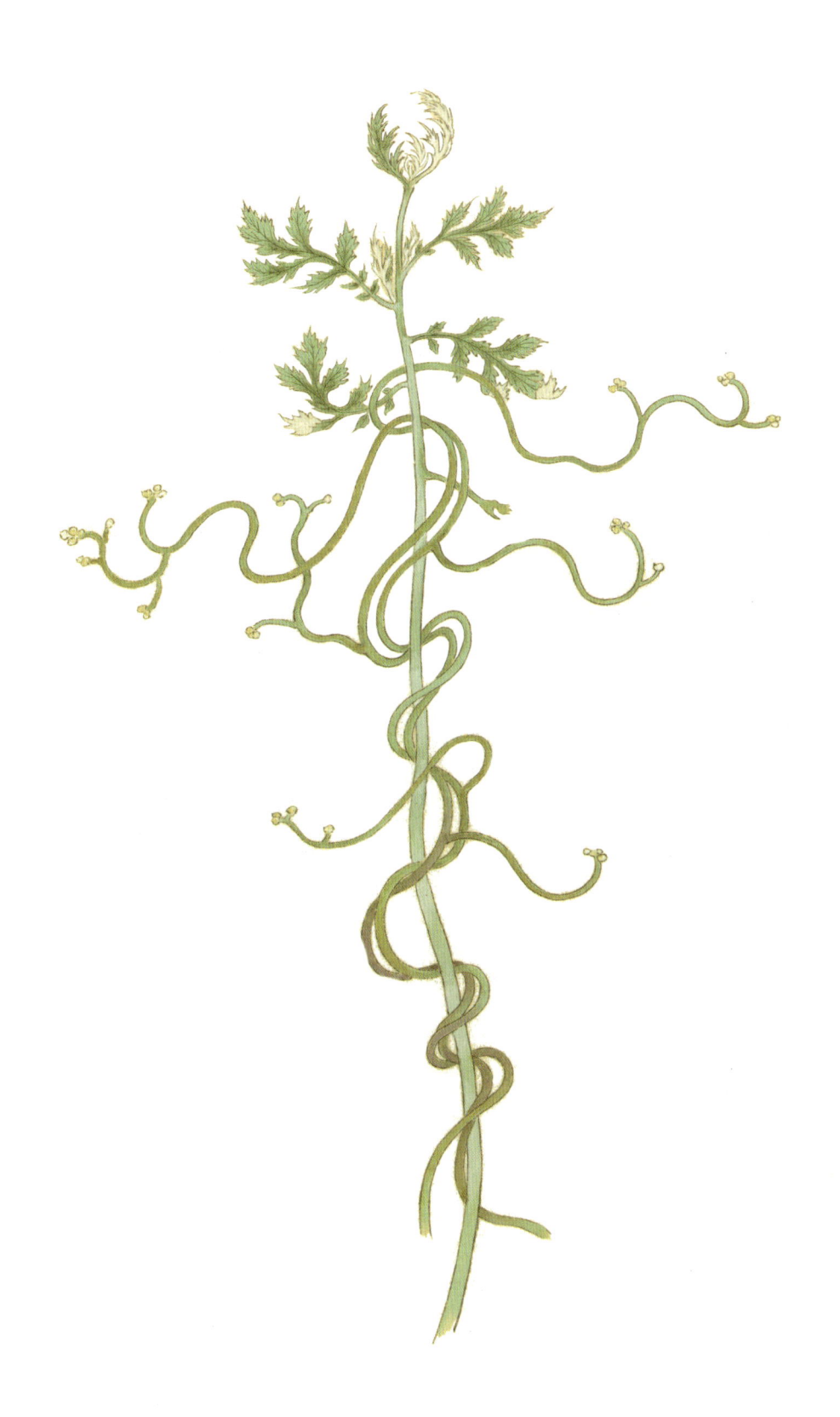

第五章 蔓草：长成藤蔓样子的草药

使君子
不断向上爬的小红花

别名	留求子、四君子
分类	使君子科，风车子属
习性	使君子科，风车子属
功效	喜温暖、喜湿润，对土壤要求不严
	驱蛔（huí）虫，抗皮肤真菌

北宋年间有一个采药先生，名叫郭使君。郭使君有一次在山上采药时，突然闻到一股奇特的香气。他几番寻找，发现那香气是一种植物的花朵散发出来的。

他采了一些这种植物的花朵和果实，去询问附近的山民。山民告诉他，那植物名叫留求子，没什么用处。

尽管山民如是说，郭使君还是觉得此植物不同寻常，便将采下来的花朵和果实带回了家。因其果实的味道实在好闻，郭使君便鬼使神差地将那果实炒了一遍。

家中的孩子闻到香味嚷着要吃，郭使君确认无毒后，便拿了几颗给他。结果孩子吃了果实，第二天早晨排便竟拉出几条蛔虫。

此后，郭使君用留求子治好了很多孩童的蛔虫病，因此被尊称为"哑科名医"，留求子也慢慢被叫作"使君子"。

使君子，又名留求子、四君子，为使君子科风车子属攀援状灌木。小枝嫩绿色，有棕黄色短柔毛；叶对生或近对生，叶背面有时被棕色柔毛；穗状花序顶生，花瓣初为白色，后转淡红色；果呈卵形，无毛，可入药。

使君子喜欢温暖、湿润的环境，对土壤要求不严，抗风性差，在我国华南、华东各地区均有分布。

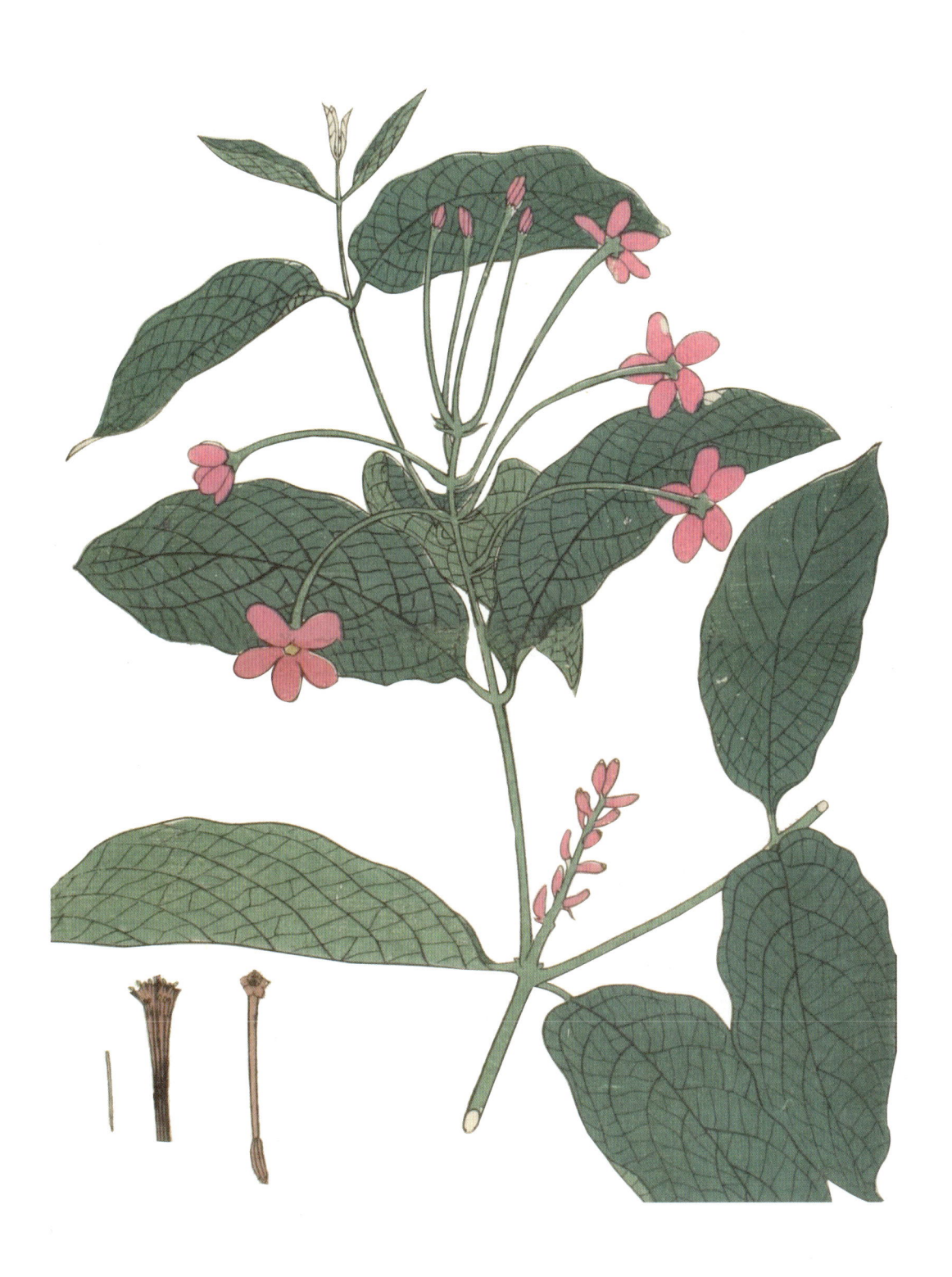

第五章　蔓草：长成藤蔓样子的草药

牵牛子
上学路上的牵牛花

别名 朝颜花、黑丑、喇叭花

分类 旋花科，番薯属

习性 喜气候温和、喜光照充足

功效 泻水利尿，逐痰杀虫

相传，以前有个村子，村里很多人都得了同一种病。得了这种病的人常常腹胀，四肢肿胀，大便数日一行且行之艰难，便中还有虫。村民找了不少郎中，可那些郎中都说没见过这样的症状，因此不知道用何药医治。

村子里有一个放牛的小孩，他的父母也得了这种病。一段时间后，小孩的父母身体变得异常肥胖，且虚弱无比。放牛娃见父母这般，心里很是着急。这天，放牛娃在放牛时就和牛说起了话，把心里的担心和害怕一股脑地倾诉了出来。没想到，他一说完，老牛竟也开口说话了。老牛告诉他，在离村子很远的一座山上，有一种长着喇叭状花朵的植物，那种植物的种子可以治好他父母的病。

放牛娃听后，收拾了一些干粮，牵上老牛就寻那植物去了。不久后，放牛娃带了很多植物的

牵牛子，又名朝颜花、黑丑、喇叭花，为旋花科番薯属一年生蔓性缠绕草本植物。全株密被长柔毛；叶互生，呈阔心形；聚伞状花序腋生，花冠呈喇叭状，有白色、紫红色或蓝紫色；蒴果呈球形；种子数粒，呈卵形，黑色或黄白色。花期6—9月，果期7—10月。

牵牛子喜欢温暖和阳光，耐高温，自然生于村边、路旁、田间或山林灌丛中，在我国各地均有分布。

种子回来，他的父母和村里其他人吃了那种子之后，病一天天好了起来。为了应对这种病以后再出现，村民把剩下的种子全部种在了房前屋后。为了感谢放牛娃和他的牛，人们就把这种植物叫作"牵牛子"。

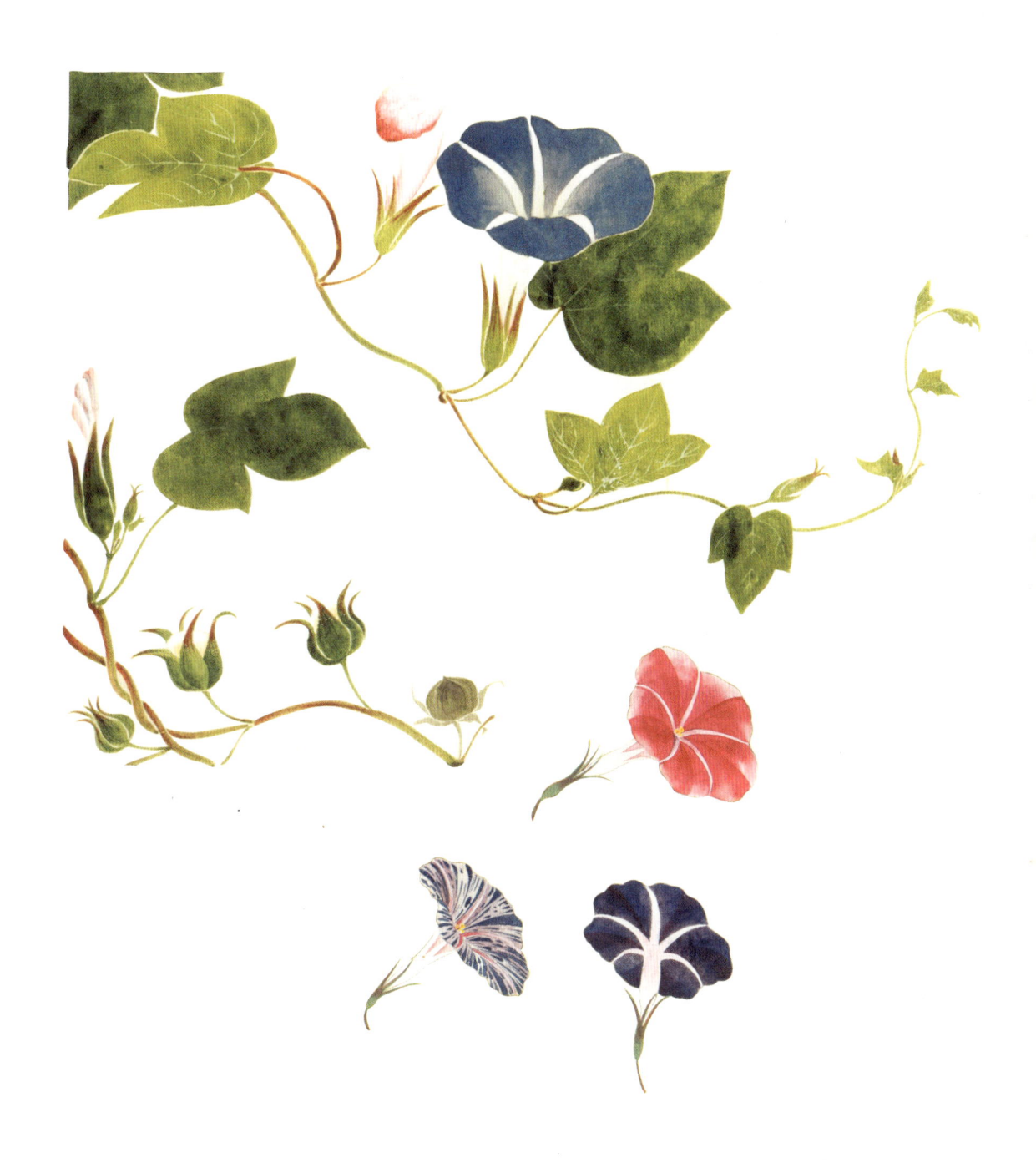

紫葳（wēi）
花有五片叶子的藤蔓

别名	凌霄（xiāo）花、五爪龙
分类	紫葳科，凌霄属
习性	喜光、喜温暖，幼苗耐寒力较差
功效	行血祛瘀，凉血祛风

很久以前，在南方的一个村庄里有一个财主。这个财主有一个聪明伶俐、貌美手巧的女儿，名叫紫葳。财主对女儿的婚事十分上心，希望紫葳能嫁一个门当户对，最好是有权有势的人家。然而，紫葳却和家里的长工柳庭轩暗地里相恋了。

终于有一天，财主知道了女儿和长工相恋的事情，就派人将柳庭轩打了一顿，并将其丢在了荒野中。当晚，身受重伤的柳庭轩就在寒风中离开了人世。第二天，上山砍柴的村民发现了柳庭轩的尸体，将他就近葬在了山坡上。几天后，柳庭轩的坟头旁竟然长出了一棵大柳树，枝叶繁茂，翠色欲滴。

再说紫葳，自从两人的恋情被发现后，她就被父亲关在了房间里，对外面发生的事情一无所知。这一天，紫葳趁着家人不注意，偷偷跑了出去。她跑到外面就听到大家都在议论柳庭轩坟头长柳树的事情，才知心上人已死去。她哭着跑到柳庭轩的坟前，拜了三拜，因伤心过度，昏倒在柳庭轩的坟前。财主将女儿

> 紫葳，又名凌霄花、五爪龙，为紫葳科凌霄属攀援藤本。地上茎枯褐色；叶对生，小叶边缘有粗锯齿；短圆锥花序顶生，花冠内面鲜红色，外面橙黄色，花萼呈钟状，花丝和花柱呈线形，花药黄色。花期5—8月。
>
> 紫葳喜欢温暖、光照充足的环境，要求肥厚、排水良好的土壤，既耐干旱也耐水涝，有一定的抗盐碱能力，但其幼苗不耐寒，在我国广泛分布于长江流域及华北、华南各地区。

带回了家，找郎中为女儿调理身体。但紫葳心里太难过，终日郁郁寡欢，最终也离开了人世。死前，紫葳请求父亲将她与柳庭轩合葬，财主无法，只得含泪答应了女儿最后的请求。不久后，坟旁柳树上便缠绕了一种开满艳丽花朵的藤蔓。

后来，有一云游郎中到此，发现那藤蔓的花有活血化瘀、治疗跌打损伤的奇效，并用其给村里不少人治好了关节炎。此后，人们就把那植物称作"紫葳"。

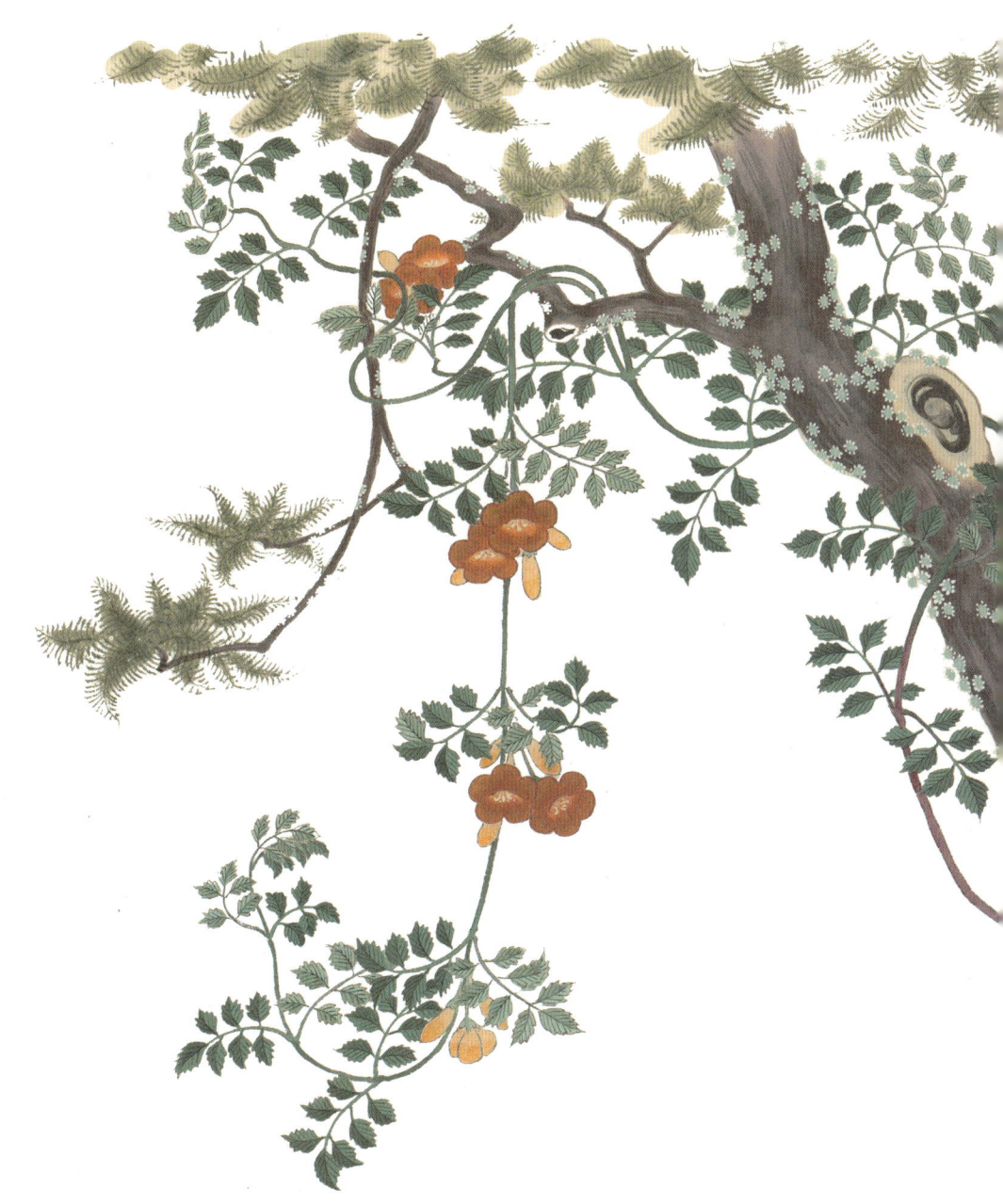

何首乌
古人用来染头发的植物

别名 多花蓼（liǎo）、紫乌藤
分类 蓼科，何首乌属
习性 喜阳，稍耐阴
功效 安神，养血，活络，解毒

从前有个叫田儿的人，自幼体弱多病，五十多岁依然未曾婚配。田儿十分痴迷道术，就拜了一位道士为师。一日，他随师父到深山采药，看到两株藤草缠绕而生，到一定高度后藤茎分离，后又相交。田儿十分惊奇，问师父这是什么植物，师父不知，遂挖了其根，带回村中问村中老人。一老者看到后说："藤相交是异象，可能是神药，你既然体弱多病，何不服用试试？"田儿听了觉得很有道理，确认其无毒后，便将其碾末后服下。不久后，田儿变得身强力壮，精力充沛，白发也转黑了，容貌一下子年轻了不少。后来田儿与一女子婚配，生下一子。田儿的儿子延秀（字首乌）在父亲的引导下也长期服用这种植物的根，得以长寿。延秀的同乡李安期从他那窃得秘方，服之亦长寿。后来，李安期的儿子李翱（áo）在书中将那植物命名为"夜交藤"，将其根命名为"何首乌"，流传至今。

何首乌，又名多花蓼、紫乌藤，为蓼科何首乌属多年生缠绕藤本植物。块根肥厚，黑褐色，可入药；地上茎无毛但略粗糙，分支较多；叶呈卵形或长卵形，两面粗糙；圆锥花序顶生或腋生，花梗细弱，花柱极短；瘦果包于宿存花被内，黑褐色，呈卵形。花期8—9月，果期9—10月。

何首乌喜阳，稍耐阴，喜湿，但怕涝，不畏严寒，多生长于海拔200~3000米的山坡林下、沟谷石缝及山谷灌丛中，在我国分布于陕西、甘肃南部，以及华南、华东、华中、西南各地区。

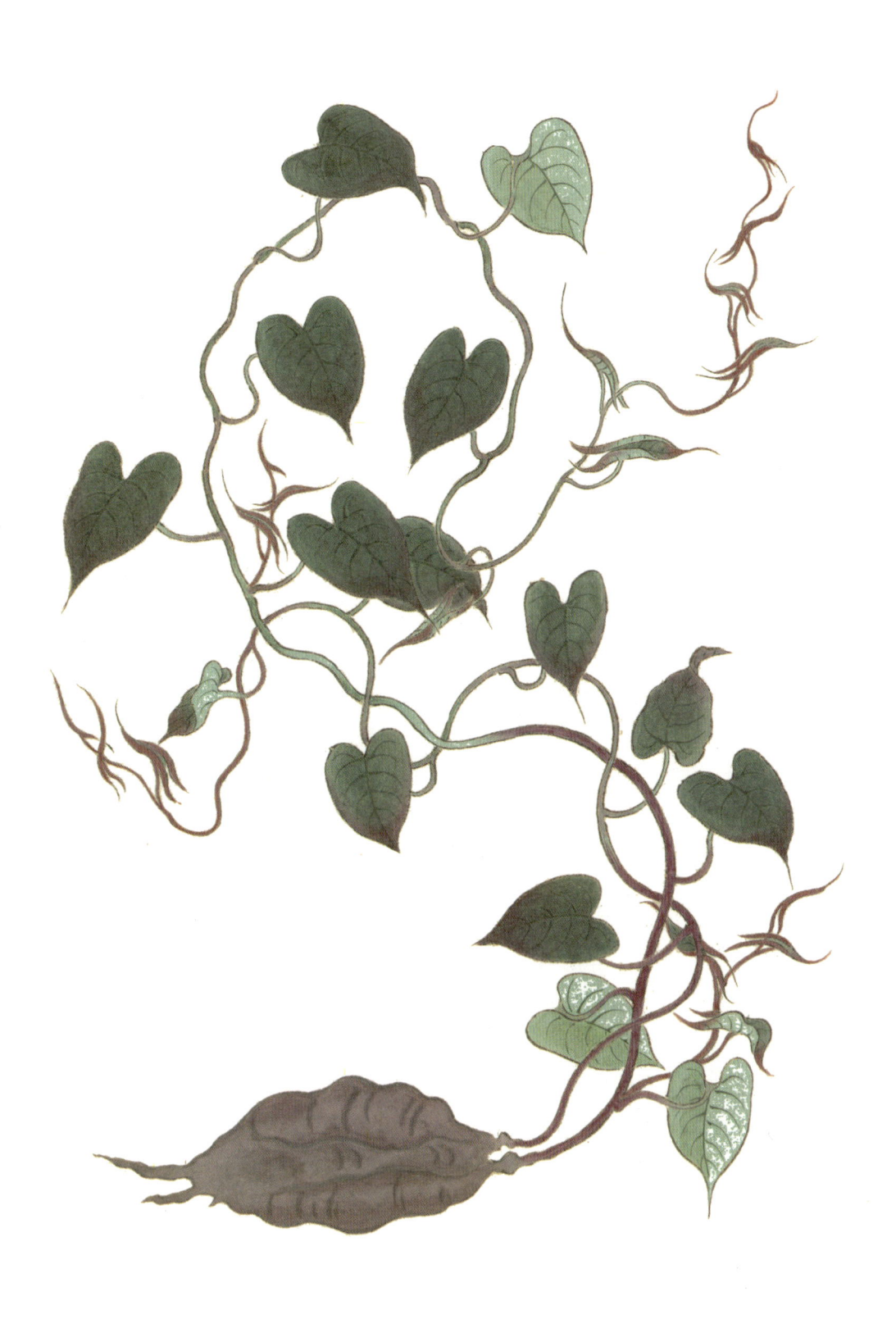

第五章　蔓草：长成藤蔓样子的草药

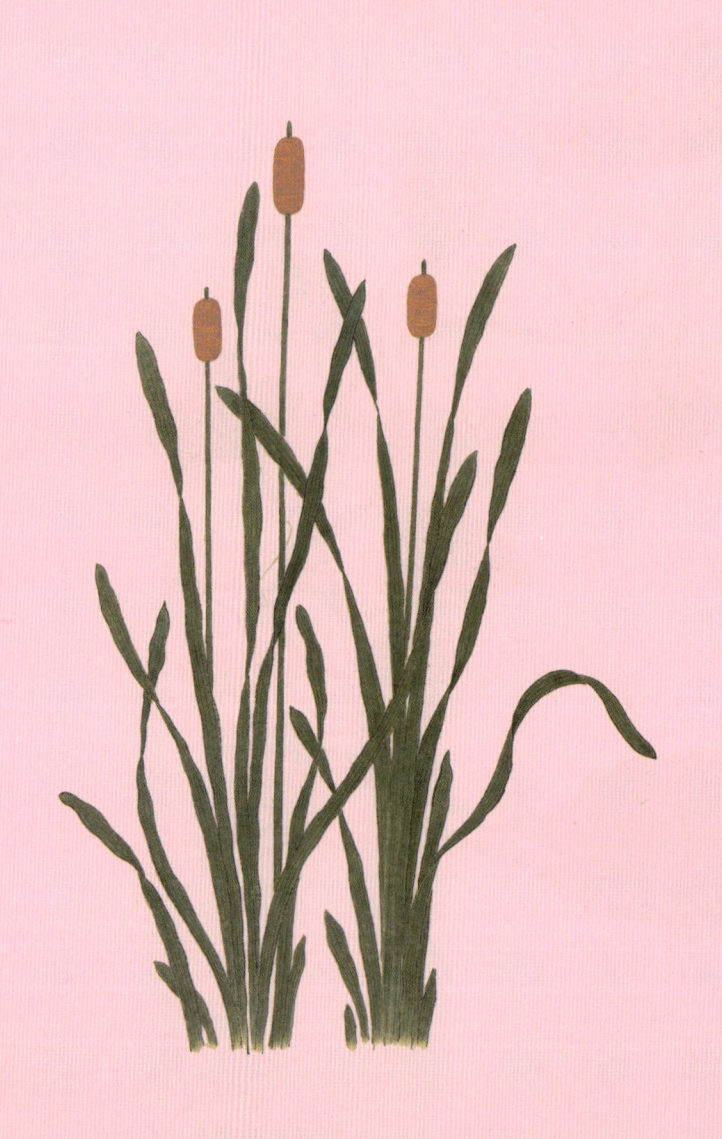

第六章

水草：长在水里的草药

泽泻

开着小花的大叶草

别名	水泽、如意花
分类	泽泻科,泽泻属
习性	喜温暖、喜湿润
功效	利水渗湿,泄热

古时候,有一个名叫子怀的郎中,一心想成为一名优秀的郎中,于是跟着一位老郎中潜心学习药理。一段时间后,老郎中告诉子怀,要当好一名郎中,光会理论知识是不行的,还需要丰富的实践经验。子怀听后,就拜别师父,到各地游历去了。

一天,子怀来到一处水乡,这里的人们因为居住的环境潮湿,常患水湿病,当地的郎中基本上都是使用茯苓、白术一类的药材诊治此病,不但见效慢、疗程长,而且费用昂贵。百姓多数都是治了一段时间后,因为上述原因就不再坚持用药,以至于拖成了痼疾。

子怀心想医治水湿病是一次绝佳的锻炼机会,也是造福百姓的事情,当即决定留在此地研究更好的治病之法。经过访问,子怀得知大多数人都是因为费用的原因才放弃治疗的,便打算从寻找便宜的药材入手。子怀每天都到田间、水边转悠,研究周围的各种植物。十几天后,他终于发现当地盛产的一种水草有

> 泽泻,又名水泽、如意花,为泽泻科泽泻属多年生水生或沼生草本植物。无茎,全株黄绿色或绿色,有毒;花序长,花两性,花药黄色或淡绿色;瘦果呈椭圆形,也有近矩圆形的;种子紫褐色。花期、果期5—10月。
>
> 泽泻喜欢温暖、湿润、阳光充足的环境,多生长于河湖、水塘、溪流的浅水带或沼泽、低洼湿地等处,在我国东北、华北地区及新疆、云南等地均有分布。

利水渗湿的作用。在确保其无毒后,他就采了一些水草单独煎水给病人喝,结果对病重的没什么效果,对病轻的效果极佳。于是,子怀新开了一种治水湿病的药方,即病重时以茯苓、白术等药材煎服,症状轻后,用自己采摘的这种水草调服,如此一来,不仅效果好,费用也不会很高。

后来,很多病人用此方将水湿病治好了,他们都很感谢子怀。因那水草还没有一个正经名字,他们就请子怀为其命名。子怀说:"去水曰泻,如泽水之泻也,就依其功用而起名为泽泻吧。"

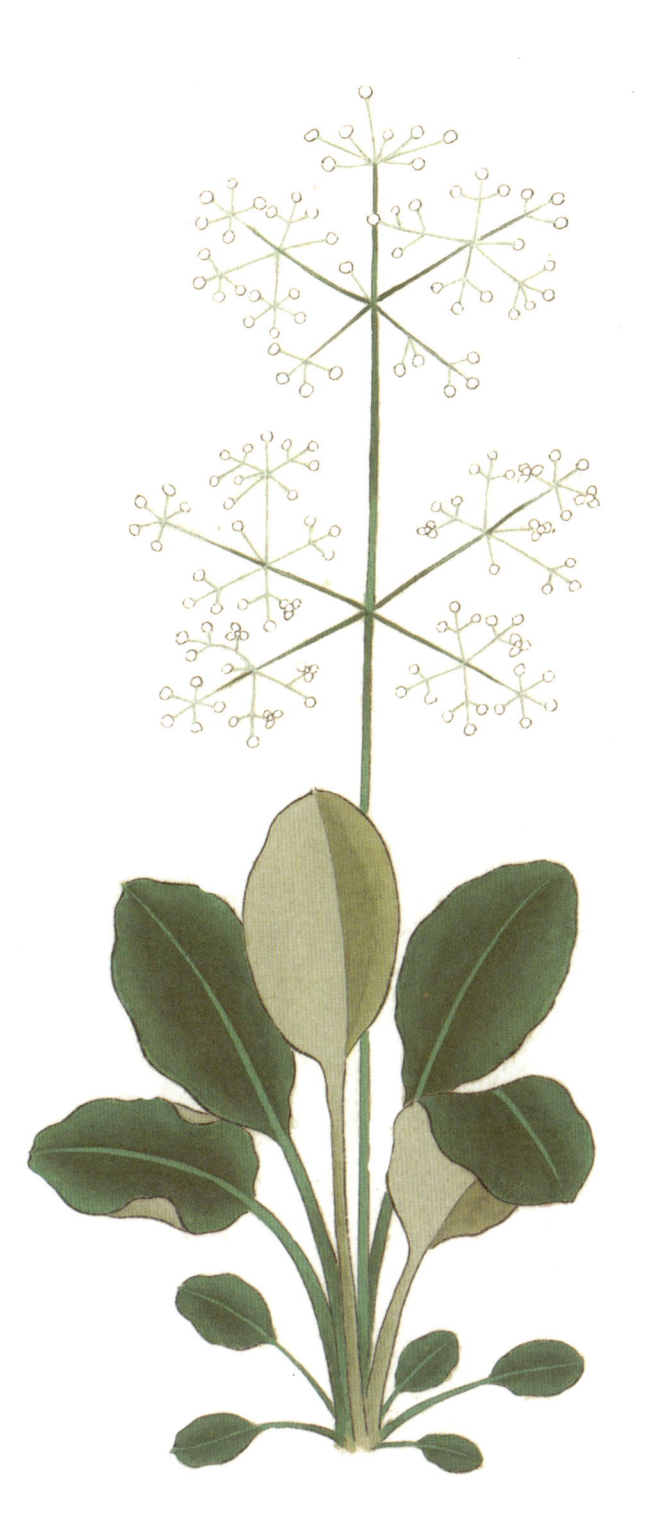

香蒲
可以吃、可以燃的水蜡烛

别名 东方香蒲
分类 香蒲科，香蒲属
习性 喜高温、喜高湿，稍耐低温
功效 润燥凉血，去脾胃伏火

香蒲是重要的水生经济植物之一，其干燥花粉（即蒲黄）有极高的药用价值。关于蒲黄，还有一个有趣的小故事。

南宋第六位皇帝宋度宗赵禥（qí）昏庸无道，荒淫无度。据说有一次，赵禥通宵达旦享乐后，突然口肿舌胀，不能说话，也不能进食。他身旁的宫人急忙召太医为他诊治。当时宫中的蔡太医以蒲黄、生姜研末，蘸之擦拭赵禥的口舌，不一会儿，赵禥的口肿舌胀就消减了。此后，蒲黄治疗舌头肿胀的功效便被人们熟知并流传下来。

香蒲，又名东方香蒲，为香蒲科香蒲属。多年生水生或沼生草本植物。全株高1.3～2米；根状茎乳白色；地上茎粗壮；叶呈条形，光滑，无毛；坚果呈椭圆形至长椭圆形，外边有褐色斑点。花期、果期5—8月。

香蒲喜欢高温、高湿的环境，稍耐低温，对土壤适应性强，多生长于池塘、水沟、湖泊等地，在我国东北、华北、华南、华东等地区都有分布。

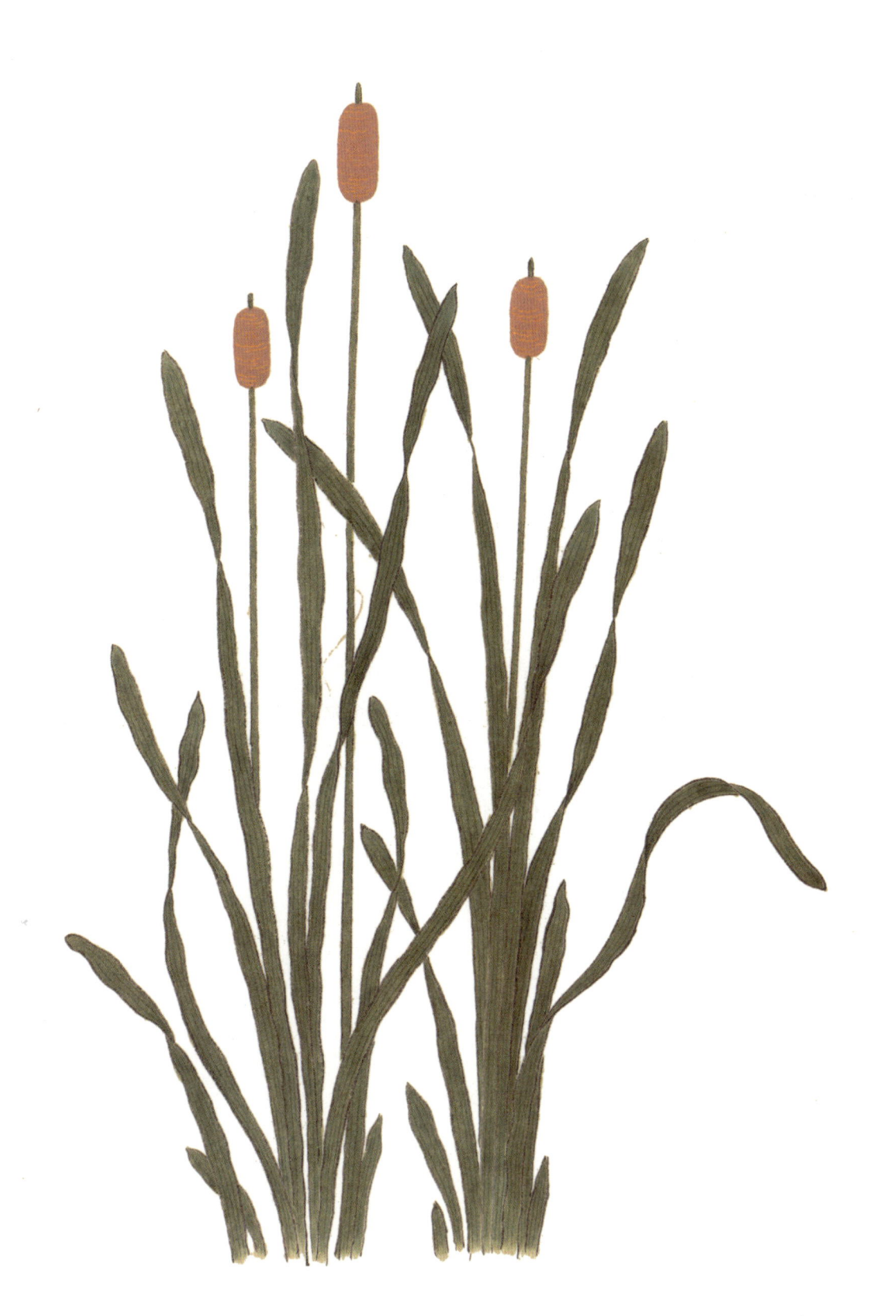

第六章　水草：长在水里的草药 | 113

水萍
水面上的一朵朵小伞

别名	浮萍
分类	天南星科，浮萍属
习性	喜温暖、喜湿润，不耐高温，忌严寒
功效	宣散风热，透疹，利尿

相传，李时珍有一次采药时遇到了暴风雨，便躲到一个渔民的小船上。那渔民也懂些药理，尤其对当地植物的药性了如指掌，因此两人相谈甚欢，渔民将自己知道的药物知识都详细地告诉了李时珍。

其间，渔民说到了一种很神奇的植物，这种植物对身上痒、癣疮有奇效。李时珍忙问这植物长在何处，有什么特点。不料渔民听了哈哈大笑起来，接着念了首打油诗："天生灵芝本无根，不在山间不在岸。始因飞絮逐东风，泛根青青泛水面。有根不着地，有叶不开花。整日随风飘，四海就是家。"李时珍听了之后丈二和尚摸不着头脑，心想根不着地，怎么能活呢？正在这时，小船前方的水面上漂来一团绿油油的东西，李时珍细看之后，联想到渔民所说的植物，心中便有了答案。他们所说的这种植物就是水萍。

水萍，又名浮萍，为天南星科浮萍属漂浮植物。水萍漂在水上，根白色；原植体对称，上面绿色，下面紫色、浅黄色或绿白色，垂生丝状根1条；果呈陀螺状。

水萍喜温暖和湿润，不耐高温，忌严寒，多为野生，也可人工种植，多见于池塘、水田等静水水域，分布于我国南北各地。

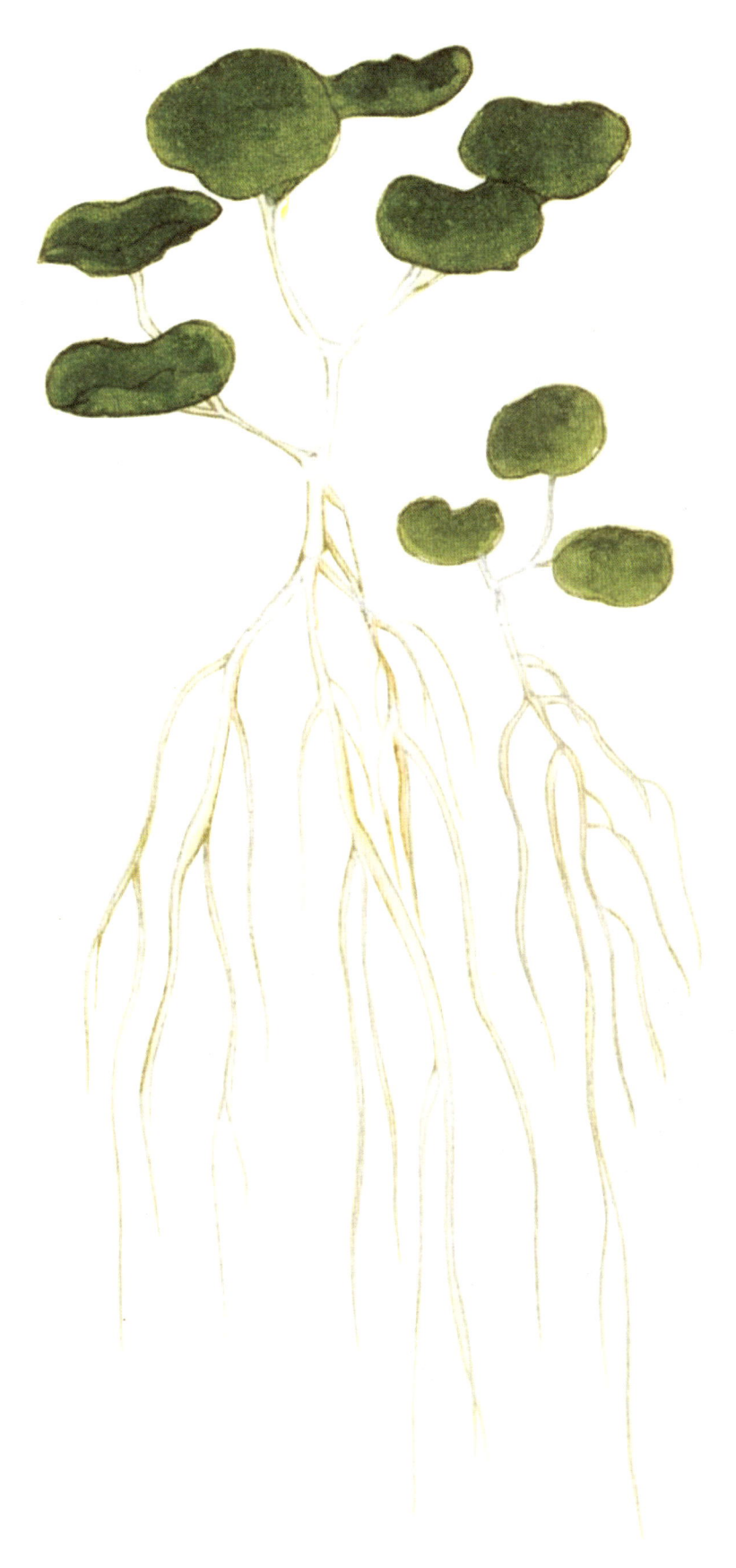

第六章 水草：长在水里的草药

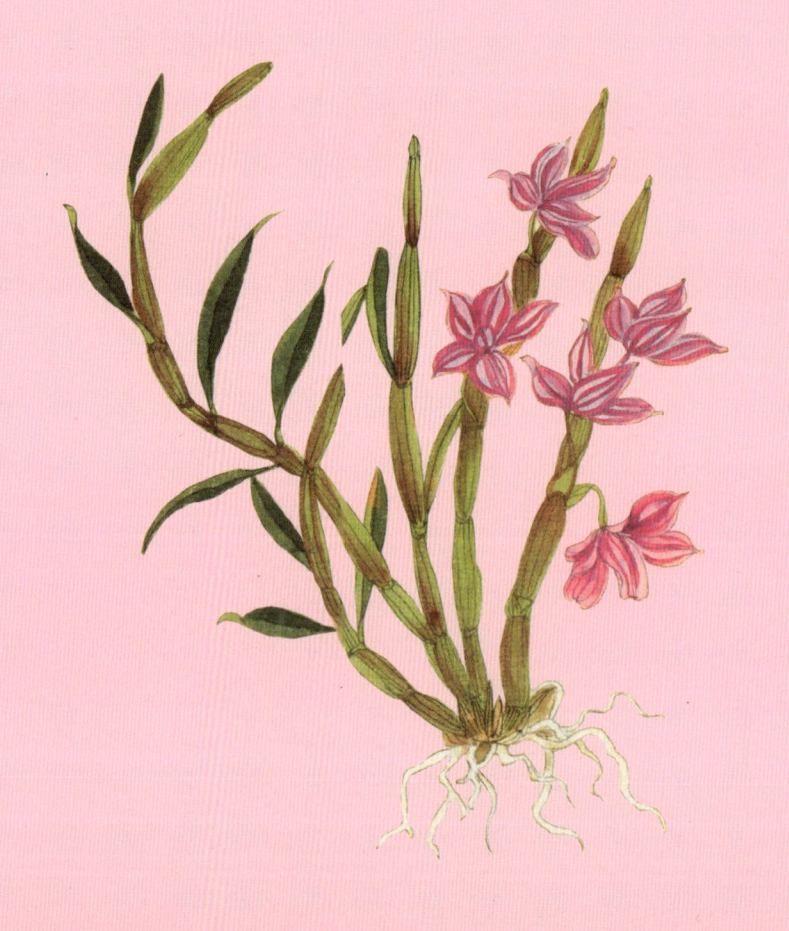

第七章

石草：生命力顽强的草药

石斛（hú）
不死草开出悠悠的花

别名 仙斛兰韵、不死草
分类 兰科，石斛属
习性 喜温暖、喜湿润、喜半阴，对土壤要求不严
功效 益胃生津，滋阴清热

很久以前，有一个叫作君千的大将军，是一个大孝子。

君千在战场上英勇杀敌，后得胜荣归故里。回家后，他却发现母亲已经瘫痪在床，而且因为担忧他的安全，母亲一直流泪，眼睛都哭瞎了。君千心里很不是滋味，决定寻良医为母亲治病。然而，郎中请了不少，母亲的病却不见好。

一天，君千因心情烦闷到山林中散步，路遇一对老夫妻在耕地，妻子在前拖犁，丈夫在后扶犁。君千见此情景很是生气，上前斥责男人不该让女人干重活，自己却落得轻快。男人向他解释，女人力气小，扶不稳犁头，只好如此。君千听后就帮这对夫妻把地耕完了。临走时，他突然发现两人虽然年近古稀，但都神采奕奕，毫无老态，便问及缘由。夫妻俩说他们常吃山上的一种草，长期吃就可眼不花、耳不聋。君千说了自己母亲的情况，并表示愿出重金购买这种草。夫妻俩感念君千的帮助，也被他的孝心感动，就

石斛，又名仙斛兰韵、不死草，为兰科石斛属植物，有水生和石生两种。地上茎近圆柱形，呈肉质状，肥厚，粗壮，直立，没有分支；叶呈长圆形，革质；总状花序，花大，味芳香，花梗和子房淡紫色，花白色带淡紫色，也有全淡紫色的。花期4—5月。

石斛喜欢温暖、湿润、半阴的环境，对土壤要求不严，常野生于石缝或松厚的树干上，在我国云南、四川、台湾、海南、西藏的部分地区有分布。

采了很多这种草送给了他。

君千的母亲吃了这种草后，身体渐渐好起来。君千定期到那对老夫妻那儿拿草，并一再提出以重金酬谢。夫妻俩见实在推脱不过，就说："如今正值耕种季节，家里缺粮食种子，如果将军定要感谢，就给我们一斛粮食种子吧。"君千便买了一头耕牛，连同十斛粮食种子给夫妻俩送了去。

后来，这种草因功效神奇被列为贡品，有人要就得以十斛粮食来换，久而久之，人们就将这种草称为"石（十）斛"。

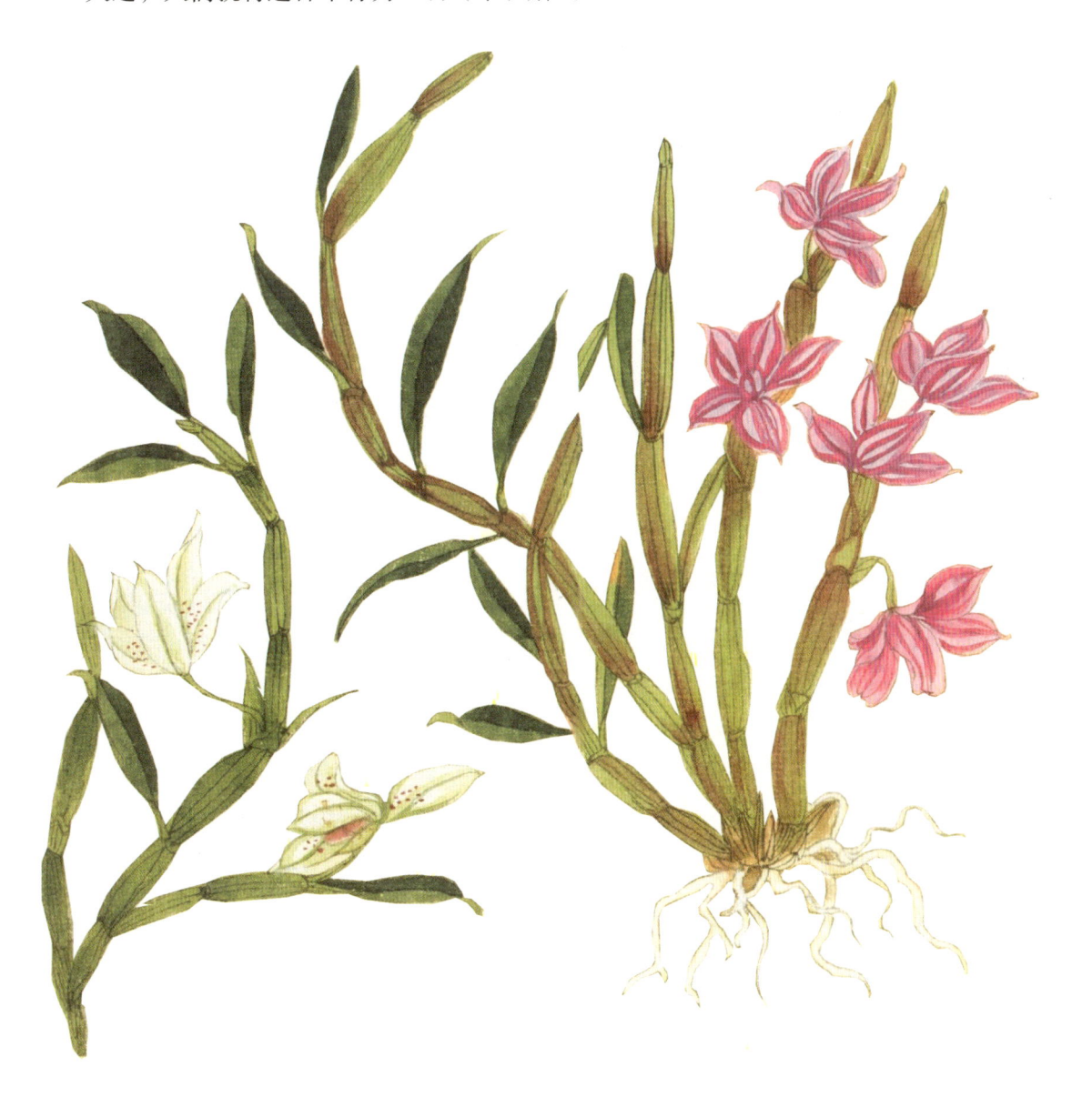

石韦

岩石或树干上长出的小植物

别名	石兰、石皮
分类	水龙骨科，石韦属
习性	喜阴凉、喜干燥，忌强烈光照
功效	利水通淋，清肺泄热

相传，司马迁因李陵事件遭受牵连被施以重刑后就隐居到了山林中。一天，司马迁小便时突然感到疼痛，低头一看，发现自己竟尿出了血尿。于是他翻阅医书，寻找治疗之法。他从一本书中得知自己得的是"淋证"，需用一种附生于石头上的草药治疗。他便拿了药筐上山，一路仔细寻找，并常常停下来将看到的植物与医书上的仔细比对。不知不觉，司马迁走到一处小溪旁。他捧起溪水喝了几口，突然发现旁边的石头上覆盖着很多植物的枝叶，远远看去就好像石头上铺了层兽皮。司马迁当即就知道这便是他要找的那种草药。回到家后，他将草药煎服，不久病就好了大半。

因为古人将鞣（róu）制过的皮子称作"韦"，而那草药覆盖在石头上的样子极像鞣制过的兽皮，因此人们就将它称为"石韦"。

石韦，又名石兰、石皮，为水龙骨科石韦属中型附生蕨类植物。全株高10~30厘米；根状茎长而横走，有很多淡棕色鳞片；叶远生，大小和长短变化很大；孢子囊群近椭圆形，初时为淡棕色，成熟后为砖红色。

石韦喜欢阴凉、干燥的环境，忌强烈光照，常附生于低海拔的稍干岩石或树干上，在我国分布范围较广。

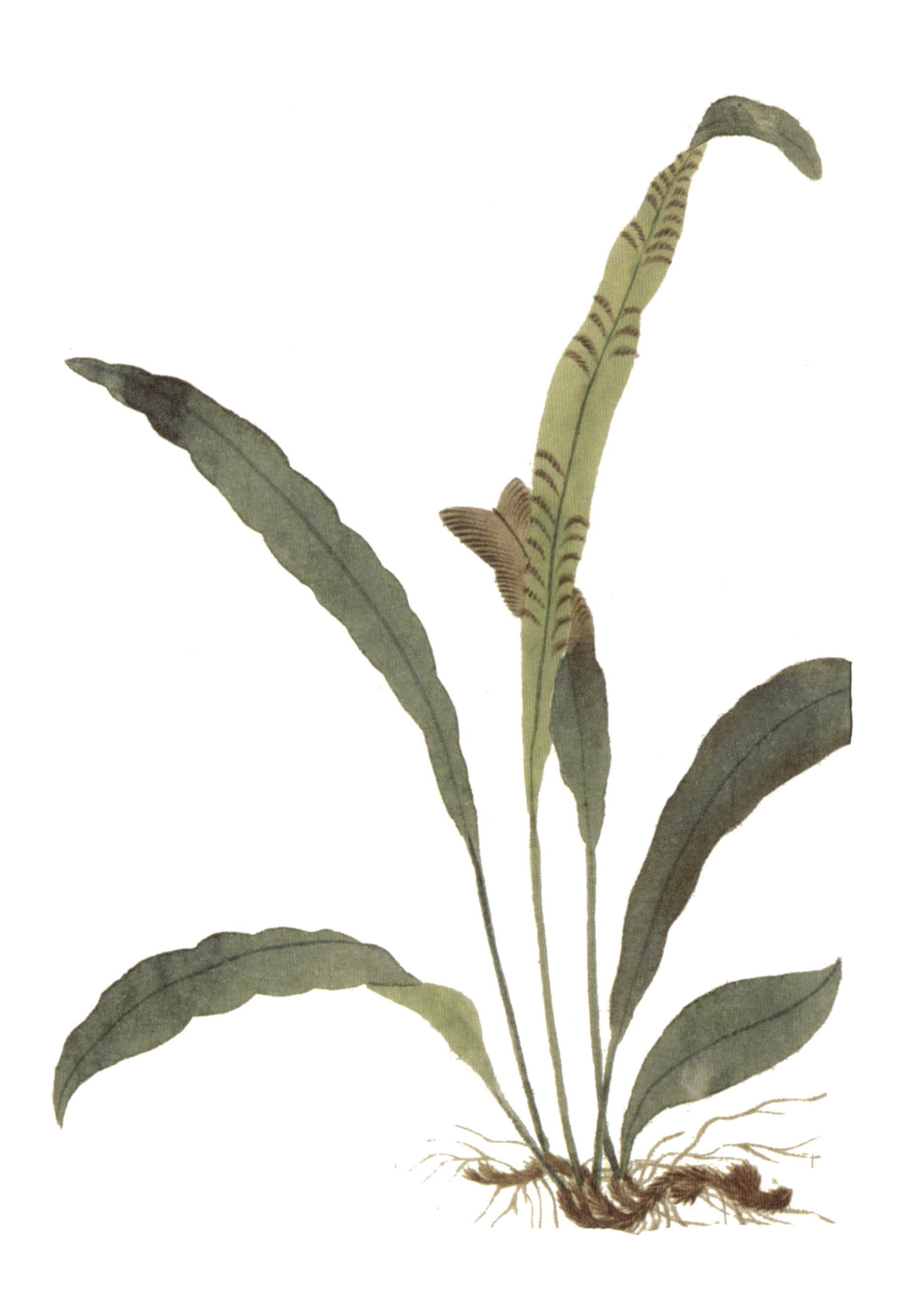

骨碎补

岩石上也能生长的蕨

别名 崖姜、岩连姜、爬岩姜

分类 骨碎补科，骨碎补属

习性 喜阴凉、喜潮湿

功效 可坚骨、补肾

相传，一位皇帝有一次带领众妃嫔和文武百官上山林中围猎。一众人正骑马走时，突然从草丛中窜出一只凶猛的豹子，吓得一名官员从马上摔了下去。这位官员年事已高，这一下被摔得右前臂多处骨折，血流不止。御医一时不在身旁，众人不知所措。这时一名侍卫匆匆跑来，手里拿了一种草药，说自己家乡的人在干活时摔了碰了都会用这种草药敷在伤处止血消痛。众人听了，赶忙让几个婢女按照这侍卫的吩咐行事。婢女们先将官员的骨折处固定好，然后将草药用石头捣烂敷在伤处，很快伤处就不再流血。

回家后，那官员继续用那草药敷治。不久后，他的前臂断骨再续，伤口愈合如初。皇帝听闻后赏赐了那个侍卫，又问起草药的名字，侍卫答自己也不知，皇帝便为之赐名为"骨碎补"。

骨碎补，又名崖姜、岩连姜、爬岩姜，为骨碎补科骨碎补属蕨类植物。全株高 15～40 厘米；根状茎粗长，可入药；叶远生，呈五角形；孢子囊群盖呈管状，生于小脉顶端，外侧有一尖角。

骨碎补喜欢阴凉、潮湿的环境，多生长于林下的石壁或树干上，在我国主要分布于台湾、江苏、四川、山东、辽宁等地。

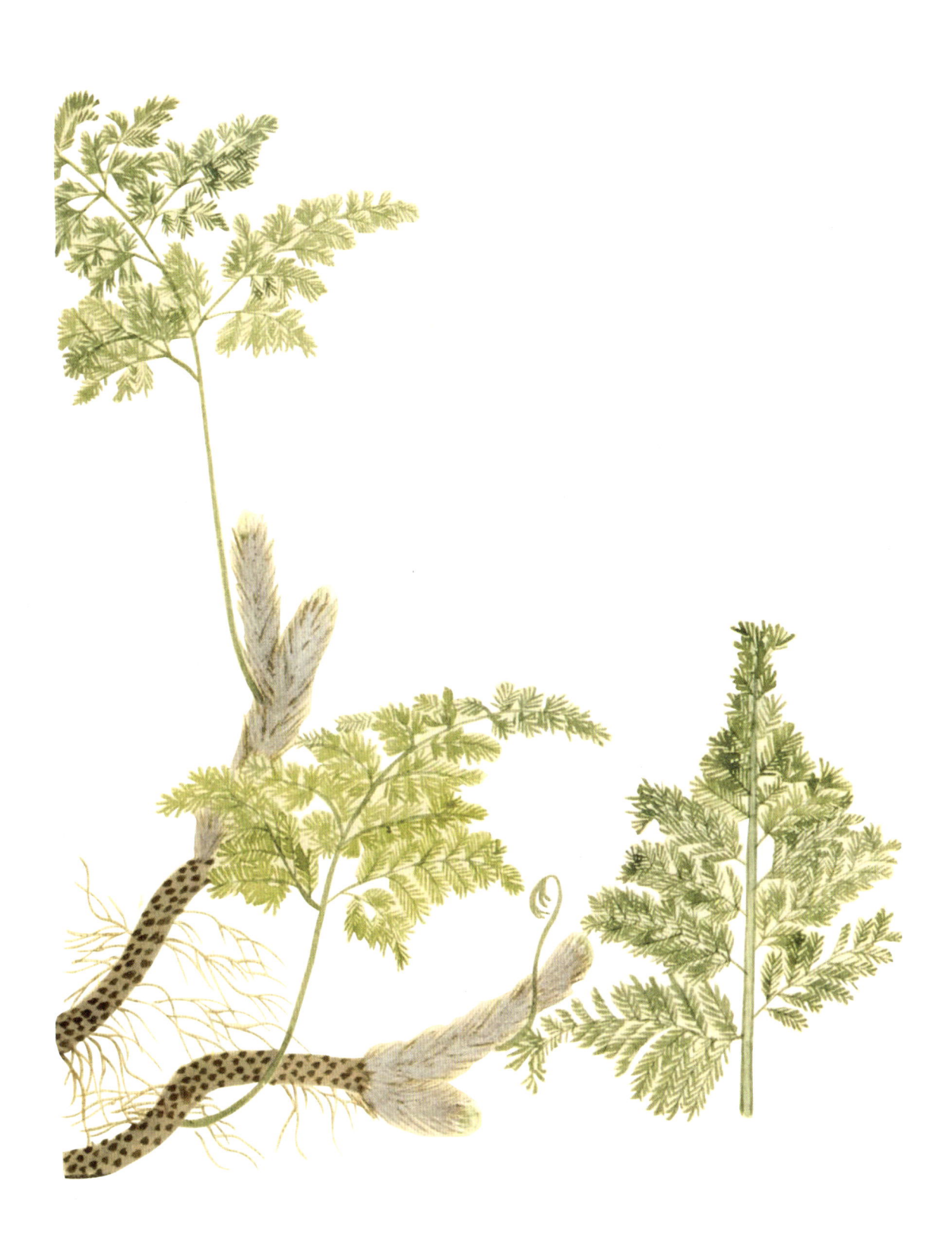

第七章 石草：生命力顽强的草药 | 123

虎耳草

叶像老虎耳朵的小草

别名	石荷叶、金线吊芙蓉
分类	虎耳草科，虎耳草属
习性	喜阴凉、喜潮湿
功效	祛风清热，凉血解毒

古时候有一户人家，家中有一对双胞胎女儿，姐姐叫樱雨，妹妹叫樱雪。姐妹俩都心灵手巧、勤劳善良，经常帮助村里的孤寡老人洗衣、做饭。

为了方便，樱雨和樱雪会直接到河边去洗衣服，春、夏、秋、冬季季如此。她们洗衣的河边长着很多不知名的野草和野花，其中有一种开着蝴蝶样小白花的植物是樱雪的最爱，每次去河边她都会先到那片花丛中玩耍一番。

有一年冬天，天气异常寒冷，由于常在河边洗衣服，樱雨生了好多冻疮，到了春天，手还是会红肿痒痛。但奇怪的是，樱雪的手却光滑细腻，一点儿红肿也没有。樱雨百思不得其解，两个人吃的同样的东西，做的同样的家务，妹妹也没有格外用些什么药物，为什么会出现这样的情况呢？

一次，姐妹俩从河边路过，樱雪硬拉着姐姐去了花丛。樱雨一不小心跌进了花丛中，手刚好被那开着蝴蝶样小白花的植物的汁水弄湿了。没想到，几天

虎耳草，又名石荷叶、金线吊芙蓉，为虎耳草科虎耳草属多年生草本植物。全株高8～45厘米；基生叶近心形或肾形至扁圆形，叶上面绿色，下面红紫色，两面无毛；聚伞花序呈圆锥状，花两侧对称，花梗细弱，花瓣白色，具紫红色和黄色斑点。

虎耳草喜欢阴凉、潮湿的环境，也需要充足的阳光，但怕强光直射，不耐高温和干燥，多生长于中低海拔的灌丛、林下、阴湿的岩缝等处，在我国华北、西北、华南、西南等地区均有分布。

后，樱雨发现自己手上的冻疮竟然不红也不痒了。姐妹俩这才知道那植物有治疗冻疮的奇效。此后，村里的人生了冻疮都会去采那植物治疗。由于它的叶子像老虎的耳朵，所以人们称它为"虎耳草"。

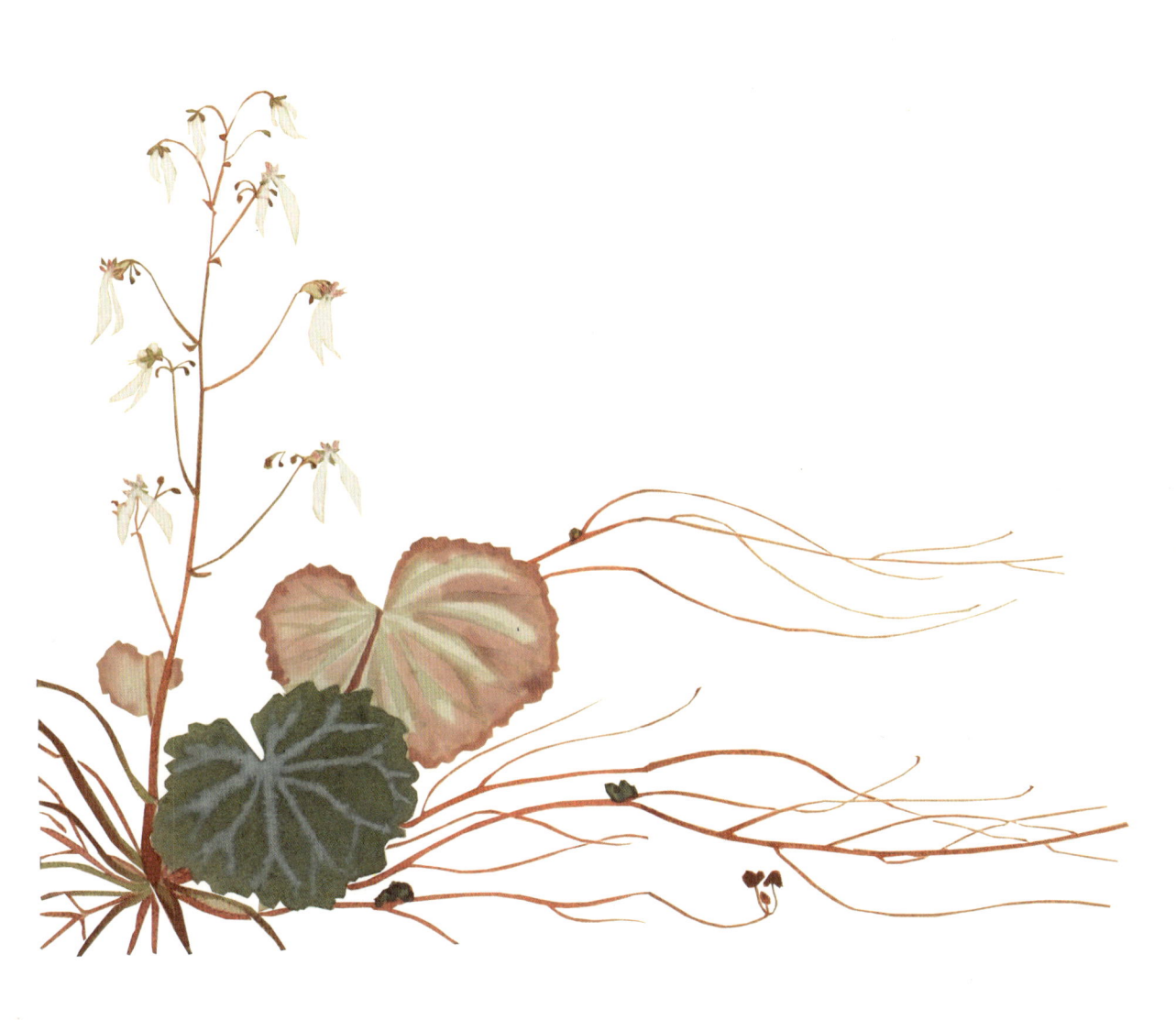

景天

生命力顽强的火母

别名 火母、戒火
分类 景天科，八宝属
习性 喜温暖、喜干燥，较耐寒、耐旱
功效 清热解毒，活血止血

相传，在清朝，我国西部发生叛乱，军队前去平息叛乱。由于我国西部多为高原，气候恶劣，将士们非常不适应，再加上长时间行军，使得将士们疲惫不堪，整个军队士气异常低落，接连吃了好几场败仗。

一天，一个老药农送来了很多叫作"景天"的草药，让将士们泡水服用。大家喝了之后，体力和精神很快恢复，最终齐心协力打败了叛军。

得胜后，皇帝非常高兴，不仅重赏了老药农，还为景天赐名为"仙赐草"。

景天，又名火母、戒火，为景天科八宝属多年生草本植物。块根呈胡萝卜状；茎枝淡绿色，粗壮，直立；叶对生，边缘有疏锯齿；伞房状花序顶生，花朵排列密集，花药呈长圆状楔形，紫色，花瓣5片，白色或粉红色。

景天适宜在阳光充足、温暖、干燥的环境中生长，较耐寒、耐旱，怕积水，适应性强，在我国西南地区有分布。

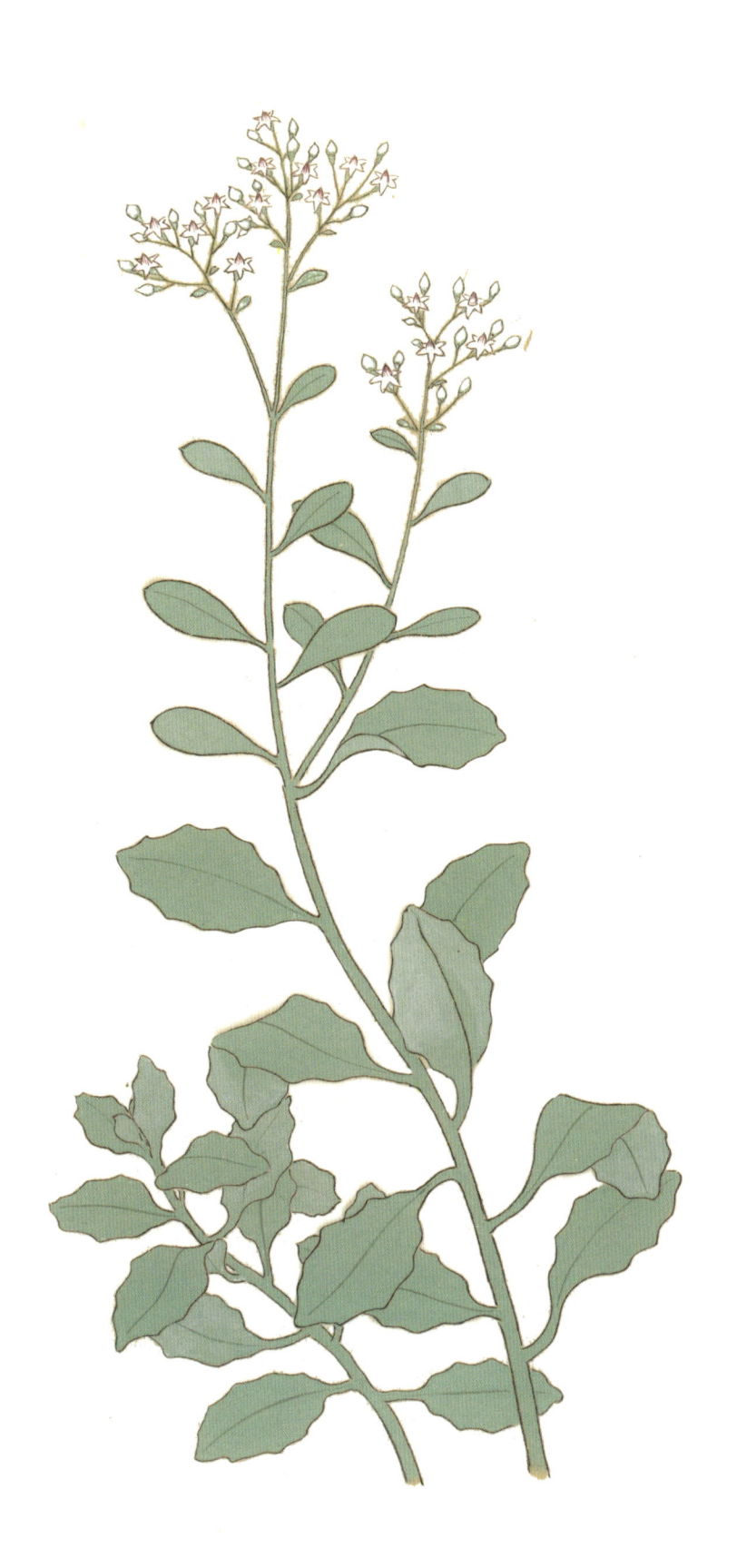

第七章 石草：生命力顽强的草药

图书在版编目（CIP）数据

《本草纲目》里的博物学. 芊草与奇珍 / 余军编著. -- 贵阳 : 贵州科技出版社, 2025.3. -- ISBN 978-7-5532-1240-1

Ⅰ. R281.3-49

中国国家版本馆 CIP 数据核字第 20252CS121 号

《本草纲目》里的博物学：芊草与奇珍
《BENCAOGANGMU》LI DE BOWUXUE : QIANCAO YU QIZHEN

出版发行	贵州科技出版社
地　　址	贵阳市观山湖区会展东路 SOHO 区 A 座（邮政编码：550081）
网　　址	https://www.gzstph.com
出 版 人	王立红
责任编辑	伍思璇
封面设计	仙　境
经　　销	全国各地新华书店
印　　刷	河北鑫玉鸿程印刷有限公司
版　　次	2025 年 3 月第 1 版
印　　次	2025 年 3 月第 1 次
字　　数	691 千字（全 6 册）121 千字（本册）
印　　张	48.5（全 6 册）
开　　本	787 mm × 1092 mm　1/16
书　　号	ISBN 978-7-5532-1240-1
定　　价	198.00 元（全 6 册）